中医历代名家学术研究丛书

主编 潘桂娟

Academic Research Series of Famous
Doctors of Traditional Chinese
Medicine through the Ages

"十三五"国家重点图书出版规划项目

赵红霞 编著

张子和

中国中医药出版社

·北京·

图书在版编目（CIP）数据

中医历代名家学术研究丛书.张子和 / 潘桂娟主编；赵红霞编著.
—北京：中国中医药出版社，2017.9
ISBN 978-7-5132-1760-6

Ⅰ.①中⋯　Ⅱ.①潘⋯②赵⋯　Ⅲ.①中医学 – 临床医学 – 经
验 – 中国 – 金代　Ⅳ.①R249.1

中国版本图书馆 CIP 数据核字（2013）第 291807 号

中国中医药出版社出版

北京市朝阳区北三环东路 28 号易亨大厦 16 层
邮政编码　100013
传真　010 64405750
河北新华第二印刷有限责任公司印刷
各地新华书店经销

开本 880×1230　1/32　印张 7　字数 179 千字
2017 年 9 月第 1 版　2017 年 9 月第 1 次印刷
书号　ISBN 978 – 7 – 5132 – 1760 – 6

定价　45.00 元
网址　www.cptcm.com

社 长 热 线　010-64405720
购 书 热 线　010-89535836
侵 权 打 假　010-64405753

微信服务号　zgzyycbs
微商城网址　https://kdt.im/LIdUGr
官 方 微 博　http://e.weibo.com/cptcm
天猫旗舰店网址　https://zgzyycbs.tmall.com

项目来源及国家重点图书出版计划

2005 年度国家"973"计划课题"中医理论体系框架结构与内涵研究"（编号：2005CB532503）

2009 年度科技部基础性工作专项重点项目"中医药古籍与方志的文献整理"（编号：2009FY120300）子课题"古代医家学术思想与诊疗经验研究"

2013 年度国家"973"计划项目"中医理论体系框架结构研究"（编号：2013CB532000）

国家中医药管理局重点研究室"中医理论体系结构与内涵研究室"建设规划

"十三五"国家重点图书、音像、电子出版物出版规划（医药卫生）

中医理论肇始于《黄帝内经》《难经》，本草学探源于《神农本草经》，辨证论治及方剂学发轫于《伤寒杂病论》。在此基础上，历代医家结合自身的思考与实践，提出独具特色的真知灼见，不断革故鼎新，充实完善，使得中医药学具有系统的知识体系结构、丰富的原创理论内涵、显著的临床诊治疗效、深邃的中国哲学背景和特有的话语表达方式。历代医家本身就是"活"的学术载体，他们刻意研精，探微索隐，华叶递荣，日新其用。因此，中医药学发展的历史进程，始终呈现出一派继承不泥古、发扬不离宗的繁荣景象。

中国中医科学院中医基础理论研究所，自 2008 年起相继依托 2005 年度国家"973"计划课题"中医学理论体系框架结构与内涵研究"、2009 年度科技部基础性工作专项重点项目"中医药古籍与方志的文献整理"子课题"古代医家学术思想与诊疗经验研究"、2013 年度国家"973"计划项目"中医理论体系框架结构研究"，以及国家中医药管理局重点研究室"中医理论体系结构与内涵研究室"建设规划，联合北京中医药大学等 16 所高等院校及科研和医疗机构的专家、学者，选取历代具有代表性或学术特色突出的医家，系统地阐释与解析其代表性学术思想和诊疗经验，旨在发掘与传承、丰富与完善中医理论体系，为提升中医师理论水平和临床实践能力和水平提供参考和借鉴。本套丛书即是此系列研究阶段性成果总结而成。

综观历史，凡能称之为"大医"者，大都博览群书，学问淹博赅洽，集百家之言，成一家之长。因此，我们以每位医家独立成书，尽可能尊重原著，进行总结、提炼和阐发。此外，本丛书的另一个特点是，将医家特色学术观点与临床实践相印证，尽可能选择一些典型医案，用以说明理论的实践价值，便于临床施用。本丛书现已列入《"十三五"国家重点图书、音像、电子出版物出版规划》中的"医药卫生"重点图书出版计划，并将于"十三五"期间完成此项出版计划，拟收载历代 102 名中医名家，总字数约 1600 万。

丛书各分册作者，有中医基础学科和临床学科的资深专家、国家及行业重点学科带头人，也有中青年教师、科研人员和临床医师中的学术骨干，分别来自全国高等中医院校、科研机构和临床单位。从学科分布来看，涉及中医基础理论、中医各家学说、中医医史文献、中医经典及中医临床基础、中医临床各学科。全体作者以对中医药事业的拳拳之心，共同努力和无私奉献，历经数年成就了这份艰巨的工作，以实际行动切实履行了传承、运用、发展中医药学术的重大使命。

在完成上述科研项目及丛书撰写、统稿与审订的过程中，研究团队暨编委会和审订委员会全体成员，精益求精之心始终如一。在上述科研项目负责人、丛书总主编、中国中医科学院中医基础理论研究所潘桂娟研究员主持下，由常务副主编张宇鹏副研究员、陈曦副研究员及各分题负责人——翟双庆教授、刘桂荣教授、郑洪新教授、邢玉瑞教授、钱会南教授、马淑然教授、文颖娟教授、陆翔教授、杨卫彬研究员、崔为教授、柳亚平副教授、江泳副教授、王静波博士等，以及医史文献专家张效霞副教授，分别承担或参与了团队的组织和协调，课题任务书和丛书编写体例的起草、修订和具体组织实施，各单位课题研究任务的落实和分册文稿编写和审订等工作。编委会还多次组织工作会议和继续教育项目培训，组织审订委员会专家复审和修订；最终由总主编逐册复审、修订、统稿并组织作者再次修订各分册文稿。自2015年6月开始，编委会将丛书各分册文稿陆续提交中国中医药出版社，拟于2019年12月之前按计划完成本套丛书的出版。

2016年3月，国家中医药管理局颁布了《关于加强中医理论传承创新的若干意见》，指出"加强对传承脉络清晰、理论特色鲜明的古代医家的学术思想研究，深入研究中医对生命、健康与疾病认知理论，系统总结中医养生保健、防病治病理论精华，提升中医理论指导临床实践和产品研发的能力，切实传承中医生命观、健康观、疾病观和预防治疗观"。上述项目研究及丛书的编写，是研究团队对国家层面"加强中医理论传承与创新"号召的积极响应，体现了当代中医学人敢于担当的勇气和矢志不渝的追求！通过此项全国协作的系统工程，凝聚了中医医史、文献、理论、临床研究的专门人才，培育了一支专业化的学术队伍。

在此衷心感谢中国中医科学院及其所属中医基础理论

研究所、中医药信息研究所、研究生院，以及北京中医药大学、陕西中医药大学、山东中医药大学、云南中医学院、安徽中医药大学、辽宁中医药大学、浙江中医药大学、成都中医药大学、湖南中医药大学、长春中医药大学、黑龙江中医药大学、南京中医药大学、河北中医学院、贵阳中医药大学、中日友好医院等16家科研、教学、医疗单位，对此项工作的大力支持！衷心感谢中国中医药出版社有关领导及华中健编审、伊丽萦博士及全体编校人员对丛书编写及出版的大力支持！

本丛书即将付梓之际，百余名作者感慨万千！希望广大读者透过本丛书，能够概要纵览中医药学术发展之历史脉络，撷取中医理论之精华，传承千载临床之经验，为中医药学术的振兴和人类卫生保健事业做出应有的贡献！

由于种种原因，书中难免有疏漏之处，敬请读者不吝批评指正，以促进本丛书不断修订和完善，共同推进中医药学术的继承与发扬！

《中医历代名家学术研究丛书》编委会

2016 年 9 月

凡
例

一、本套丛书选取的医家，均为历代具有代表性或特色学术思想与临床经验的名家，包括汉代至晋唐医家 6 名、宋金元医家 18 名、明代医家 25 名、清代医家 46 名、民国医家 7 名，总计 102 名。每位医家独立成册，旨在对医家学术思想与诊疗经验等内容进行较为详尽的总结阐发，并进行精要论述。

二、丛书的编写，本着历史、文献、理论研究有机结合的原则，全面解读、系统梳理和深入研究医家原著，适当参考古今有关该医家的各类文献资料，对医家学术思想和诊疗经验，加以发掘、梳理、提炼、升华、概括，将其中具有理论意义、实践价值的独特内容阐发出来。

三、丛书在总体框架上，要求结构合理、层次清晰；在内容阐述上，要求概念正确、表述规范，持论公允、论证充分，观点明确、言之有据；在分册体量上，鉴于每个医家的具体情况不同，总体要求控制在 10 万～20 万字。

四、丛书每一分册的正文结构，分为"生平概述""著作简介""学术思想""临证经验"与"后世影响"五个独立的内容范畴。各分册将拟论述的内容按照逻辑与次序，分门别类地纳入以上五个内容范畴之中。

五、"生平概述"部分，主要包括医家姓名字号、生卒年代、籍贯等基本信息，时代背景、从医经历以及相关问题的考辨等。

六、"著作简介"部分，逐一介绍医家的著作名称（包括现存、已经亡佚又经后人辑复的著作）、卷数、成书年代、主要内容、学术价值等。

七、"学术思想"部分，分为"学术渊源"与"学术特色"两部分进行论述。前者重在阐述医家之家传、师承、私淑（中医经典或前代医家思想对其影响）关系，重点发掘医家学术思想的历史传承与学术渊源；后者主要从独特的学术见解、学术成就、学术特点等方面，总结医家的主要学术思想特色。

八、"临证经验"部分，重点考察和论述医家学术著作中的医案、医论、医话，并有选择地收集历代杂文笔记、地方志等材料，从中提炼整理医家临床诊疗的思路与特色，发掘、总结其独到的诊治方法。此外，还根据医家不同情况，以适当方式选录部分反映医家学术思想与临证特色的医案。

九、"后世影响"部分，主要包括"学术影响与历代评价""学派传承（学术传承）""后世发挥"和"国外流传"等内容。其中，对医家的总体评价，重视和体现学术界共识和主流观点，在此基础上，有理有据地阐明新见解。

十、附以"参考文献"，标示引用著作名称及版本。同时，分册编写过程中涉及的期刊与学位论文，以及未经引用但能体现一定研究水准的期刊与学位论文也一并列出，以充分体现对该医家研究的整体状况。

十一、附以丛书全部医家名录，依照年代时间先后排列，以便查检。

十二、丛书正文标点符号使用，依据《中华人民共和国国家标准标点符号用法》（GB/T 15834–2011）。医家原书中出现的俗字、异体字等一律改为简化正体字，个别不能对应简化字的繁体字酌予保留。

《中医历代名家学术研究丛书》编委会

2016 年 9 月

内容提要

张从正，字子和，号戴人，约生于南宋绍兴二十六年、金贞元四年（1156），卒于南宋绍定元年、金正大五年（1228），金睢州考城（今河南省民权县）人，"金元四大家"之一，代表著作为《儒门事亲》。张子和擅用汗、吐、下三法，用药力主寒凉，开创了金元时期一个重要的学术流派——攻邪学派；其攻邪理论及临床经验，在后世产生了深远的学术影响。本书内容包括张子和的生平概述、著作简介、学术思想、临证经验、后世影响等。

张从正，字子和，号戴人，约生于南宋绍兴二十六年、金贞元四年（1156），卒于南宋绍定元年、金正大五年（1228），金睢州考城（今河南省民权县）人，"金元四大家"之一，代表著作为《儒门事亲》。张子和学宗《内经》《难经》《伤寒论》《金匮要略》，私淑刘完素，兼采各家之长；擅用汗、吐、下三法，用药力主寒凉，开创了金元时期一个重要的学术流派——攻邪学派；其攻邪理论及临床经验，在后世产生了深远的学术影响。

张子和提出"寓补于攻，养生当论食补"，在现代疾病治疗及养生实践中仍具有重要的指导意义；其"刺血攻邪学说"，促进了针灸学术发展及流派形成；其"药邪致病论"，开扩了医家认识"药邪"的视野，突破了有毒药物才能成为"药邪"的看法，提出补药若不当使用也可能成为"药邪"，丰富了病因学的内容。张子和还创造性地提出"三法六门"的分类辨证方法，并据此创制了多首方剂，如禹功散、导水丸、浮萍散、桂苓汤等；提出"九气感惑论"，强调情志对疾病诊断和预后的影响，扩大了情志疗法的治病范围，等等。张子和的学术思想及医疗经验具有重要的价值，对后世影响深远，值得深入研究。

现代以来出版的相关著作，包括《张子和医学全书》《张子和研究集成》及《张从正临证心法》等。《张子和医学全书》是张子和医书之合集，主要包括《儒门事亲》和《张子和心镜别集》，附有张子和医学学术思想的研究内容。钱超尘、温长路主编的《张子和研究集成》，辑录了现代学者研究张子和及《儒门事亲》的期刊论文和会议论文。薛益明主编的《张从正临证心法》，以张从正医案为主要内容。总论部分介绍了张从正的生平、著作、学术思想等。各论部分选择了 35 个医案，介绍张从正的临床经验。通过中国知网（CNKI）检索，获得有关张子和及相关著作的学术论文 467 篇，其中包括期刊论文 453 篇，会议论文 14 篇。

以往研究主要体现在以下几个方面：其一，对张子和生平事迹的研究；其二，对《儒门事亲》的专题性研究；其三，对张子和学术思想的分类研究；其四，对张子和及金元医家的综合性研究；其五，对张子和学术思想的临床应用研究。本书以张子和的代表性著作《儒门事亲》的深入整理研究为主，同时参考古今相关文献资料，分析张子和所处的时代背景，探讨其理论渊源、学术特色、临证经验，总结其学术思想对后世医学发展的影响等。通过较为系统地总结张子和运用攻邪三法，用药力主寒凉的攻邪学派特色，希望本书能为读者更为全面地了解张子和的学术成就与学术特色提供有益参考。

本书主要依据的张子和著作版本为：人民卫生出版社2005 年出版的《儒门事亲》（邓铁涛等整理）；中国中医药出版社 2006 年出版的《张子和医学全书》（徐江雁等主编）。此外，还参考了现代以来的相关学术论文。

衷心感谢参考文献的作者以及支持本项研究的各位同仁！

中国中医科学院中医基础理论研究所　赵红霞

2015 年 6 月

目录

张子和

生平概述

张从正，字子和，号戴人，约生于南宋绍兴二十六年、金贞元四年（1156），卒于南宋绍定元年、金正大五年（1228），金·睢州考城（今河南省民权县）人，"金元四大家"之一，代表作为《儒门事亲》。张子和师承刘完素，兼采各家之长，对《内经》《难经》《伤寒论》等颇有研究。张子和的主要学术创见是：认为"病由邪生，攻邪已病"，在治法上专主攻邪，擅用汗、吐、下三法，处方以寒凉药物为主。张子和开创了金元时期一个重要的学术流派——攻邪学派，其攻邪理论及临床经验，在后世产生了深远的影响。

一、时代背景

张子和生活的时代，正处于"天下多故之时，师旅数兴，饥馑相继"的北宋末年，此时金统治者连年发动侵宋战争，占领了黄河流域的大片土地。北宋靖康二年（1127），康王赵构即位。金国派兵攻打赵构，一直打到长江以南，南宋在临安定都，从此形成了金、宋两国对峙的局面。此时，人民生活困苦，加之劳役沉重，疾病丛生，社会极不安定，张子和也曾从军到过江淮地区。其壮年时游历四方，但大部分时间是在家乡附近度过的，而家乡河南地处中原，具有重要的战略地位，自古战乱频繁，再加上黄河经常决口泛滥，民不聊生。据《金史》记载，当时"中土之民，困于河患，民不聊生"。再者由于连年的战争，不仅使河南人口大量直接死亡，接踵而来的是瘟疫与饥荒。1207 年河南瘟疫，死人莫知其数。1208 年河南疟病大作，患者遍地。1201～1208 年霍乱流行。1213 年蒙古兵围汴，大疫，死百余万人。1232 年蒙古围汴，共五六十日，汴京大疫，各城门出棺材九十余万具，由于贫困而无法安葬的，不在此数。张子和面对这种饥饿、困苦、百病丛生的社会现实，通过长期临床实践，创造性地提出运用"汗、吐、下"三法攻邪，指出"邪祛则正气自复"，"养生当论食补，治病当用药攻"等。

从另一方面来看，金世宗（1161—1189）即位后，制定官制时悉依汉法，医事制度也是如此；从政治、经济、文化各方面进行改革，鼓励创新，推贤荐能，学术气氛活跃，各方面人才辈出，也促进了金元时代的医学发展，成为中医学术史上的鼎盛时期，形成"医之门户分于金元"的崭新局面。此时，医学方面创新思想的形成，也是顺应时代的需求。张子和医学造诣颇深，深受刘河间治病从寒凉立论的影响，反对自唐宋以来形成的温补之风，强调"汗、吐、下"三法攻邪、"气血以流通为贵""邪祛则正气自复""养生当论食补，治病当用药攻"等观点，倡导辨证论治、攻邪已病、祛邪以养正等学术思想。

二、生平纪略

张子和生于南宋绍兴二十六年、金贞元四年（1156）。据《归潜志》卷六记载，"从正"二字，为其初名，后更名子和。

关于张子和的故里，《儒门事亲·卷八·外积形》"胶瘤"案载："郜城，戴人之乡也。"郜城，即考城，是张子和里籍。南宋·罗泌在其所著《路史》中说："今曹之考城东南有北郜城。"《考城县志·卷十》亦有以上记载。元·脱脱等所著《金史地理》："考城，正隆前隶曹州，后来属睢州。"清康熙年间《考城县志·卷一·沿革》亦有类似记载："考城，金初属曹州，又改属睢州。"由此可见，郜城在考城东南部。民国《考城县志·卷十》："今曹之考城东南有北郜城路史。"1928 年建置民权县时，旧考城地域从睢县划归民权县。据考，金代考城遗址，即今民权县林七乡西南二里旧县集处。

张子和，号戴人，是依先祖居地名"戴"而号称"戴人"的。《中国历史地图集》春秋部分上"戴"正在今民权县东部。因此，史料所言"睢州""考城"，均应指今河南民权县，而非现之睢县或兰考县。其地应在今山东省曹县以南，河南省民权县以东约 40 华里处。《儒门事亲》颐斋引云："宛丘张子和"；《归潜志》言子和"久居陈"；"伏瘕"案谓"除得陈州张戴人方愈"；"腰胯痛"案亦言"闻得陈郡有张戴人，精于医"。因此，宛丘、陈州都是指张子和生活地区而非故里。古宛丘，为春秋时陈国国都，地在今河南淮阳县境。《河南通志》记载其"与麻知几辈，日游瀎水之上"，瀎水一称殷水，即今沙河，又称殷河，源于许昌，流经鄢城等地，入颖水。

张子和之家族世代业医，其自幼喜爱读书，经史百家无不涉猎，性格豪迈，酷爱饮酒作诗。《儒门事亲·卷一·疟非脾寒及鬼神辩》自述："余自先世授以医方，至于今日五十余年。"《儒门事亲·卷七·寒形》"感风寒"案又云："戴人时年六十一。"可见，张子和自十余岁即从父学医。

张子和青年时期曾当过军医，金宣宗兴定中被召到太医院工作。张子和一生经历了金朝海陵王、世宗、章宗、卫绍王、宣宗、哀宗等六代皇帝，所生活的年代历经金朝统治的经济繁荣、文化发展的稳定期（1166—1206），又经历了自 1206 年开始的金朝对南宋的空前讨伐战争期。战争时期宋金对峙，战乱频发，民不聊生，社会极不安定，百姓生活困苦，劳役沉重。其目睹人民流离失所，疾病丛生的悲惨情况，曾在《儒门事亲·卷一·立诸时气解利禁忌式》记载："天下多故之时，灾祸失常，师旅数兴，饥馑相继，赋役既多。"

张子和在南宋嘉泰三年、金泰和三年（1203），被征役从事军医之职。1206 年，宋趁金世宗已崩，章宗新继，金北部部落叛变，财政匮乏衰竭之机，为复北部国土而入荆襄、攻六合（今江苏）、破真州（今仪征）。三月后，以议和告终，此时张子和年51岁。《儒门事亲·卷一·疟非脾寒及鬼神辩》中有载："余亲见泰和六年丙寅，征南师旅大举，至明年军回，是岁瘴疠杀人，莫知其数。"张子和从军时即已行医，其言"余向日从军于江淮之上。一舟子病，予诊之，乃五实也。余自幼读医经，尝记此五实之证，竟未之遇也"（《儒门事亲·卷二·五虚五实攻补悬绝法》）。由此可知，张子和从军，是履行随军医生之职。他年轻时曾与军界颇熟，常常于营中畅饮，性情豪放，席间谈笑之际，亦不忘大施回春妙手。闻邻席有士卒说起家中有病人，久治不瘥，即起身询之，为其书方解难。但有时又醉卧他乡，长睡不醒，有急于求治者，只好屡屡强呼请起。

金宣宗兴定年间（约1217—1219），张子和被召补为太医。《儒门事亲·卷八》"伏瘕"案有载："汴梁曹大使女，年既笄，病血瘕数年。太医宜企贤，以破血等药治之，不愈。企贤曰：除得陈州张戴人方愈。一日，戴人承语至汴京，曹大使乃邀戴人问焉……乃用涌泄之法，数年之疾，不再旬而效，女由是得聘。企贤问谁治之？曹大使曰：张戴人。企贤立使人邀之。"由此可知，此召补太医之举，极可能经过曹大使与太医宜企贤的举荐而促成，张子和时年约61岁。但不久就辞职归里，在民间行医。其辞职原因，在《儒门事亲·颐斋引》有载："兴定中，召补太医，居无何求，盖非好也。"《归潜志》亦载："张子和为人放诞，无威仪，颇读书、作诗，嗜酒。"说明张子和不拘小节、性格豪放、蔑视权贵。由于当时正处于朝戈暮载、疫病流行的年代，又不满官场迎来送往、阿谀奉迎，全然不顾民不聊生的丑态，因而愤然辞职。

此外，张子和倡导"攻邪已病""邪去则正安"，擅用"汗、吐、下"三法，与当时一派温补之风不和，因此难以为人接受，故而辞归故里。金·李夷在《赠国医张子和》诗中描述了其作为太医的生活，其诗云："禁御暗暗以字行，粗工往往笑狂生。天将借手开金匮，云本无心到玉京。歌啸动成千日醉，留连翻厌五侯鲭。祝君莫触曹瞒怒，世上青黏要指名。"张子和辞太医后继续四方行医，并曾在郾城开设讲坛，传播自己的学术思想和临床经验。此时他结识了麻知己（名九畴）与常仲明（名用晦）。《儒门事亲·颐斋引》中，有"从麻征君知己、常公仲明辈日游濉上"的记载，医案中也有"侨居濉东"之语。麻知己、常仲明两人从其学医，并帮助其整理其学术经验。张子和与徒弟麻知己、常仲明一面博览古今医著，一面悬壶应诊，为人治病。不久"以医闻于世"。并与二人一起于 1228 年完成《儒门事亲》。

张子和长期居住在河南陈州。陈州，即今河南周口市一带，周初为陈国，宋宣和年间改设淮宁府，金代复为陈州。其医案中有"陈州张戴人"的记载。《儒门事亲》中，数次提及张子和在濉水、颍水、蔡河、激水等水系行医，其水起源于豫西，可见他也曾在洛阳一带行医。其医疗活动范围广泛，主要是在金代的"南京路"，诸如汴梁、考城、睢州、鹿邑、遂平、西华、舞阳、宛丘等地。不仅包括今河南省全境，还有今江苏、安徽、湖北、山东等省的部分地区。张子和为人平易，乐于助人，遇来求医者，不分远近，皆往诊治。从其医案观之，僧儒官宦、百工军校、叟媪婴孺，无所不医。其患者不仅有达官贵人，也有道士、和尚、将军、兵士，还有自己、家人、佣人的诊疗记录。所诊治的病种涉及临床各科，病情有陈年痼疾，也有急症暴病。

张子和晚年，由于不满金朝统治乃隐居民间，过着"一张琴，一壶酒，一溪雪，五株柳""纸窗土炕醉复醉，日夕间醒吞五斗"的闲适生活。其晚年常造访于寺庙，客居于禅院，交游于濉水之上，过着名医与隐士的生活。张子和卒于 1228 年，时值宋理宗绍定元年、金正大五年，纪年戊子。

三、从医经历

张子和生于医学家庭，自幼在长辈指导下攻读医书、学习医术，《儒门事亲》"余自幼读医经""余承医学于先人，阅病多矣"等语句可证。大约在二十岁左右，他独立应诊，《儒门事亲》云"余立于医四十余岁"即为回顾之言。

张子和自 1176～1201 年长期在宛丘一带民间行医。故张颐斋在《儒门事亲》序中称"宛丘张子和出"。张子和在澧水流域行医，足迹遍及宛丘、颖州、郾城、汝阳等地。此时"天下多故，师旅数兴，饥馑相继"，中原扰攘"政令烦乱，徭役纷冗，朝戈暮戟，略无少暇"，人民处于饥寒交迫的战火年代。他后来辞去太医又回到澧水时，赋诗"齿豁头童六十三，迩来衰病百无堪，旧游马上行人老，不是当初过汝南"。张子和曾用六一散治疗霍乱吐泻取效。《儒门事亲·卷一·霍乱吐泻死生如反掌说》载："泰和间，余亲见陈下广济禅院，其主僧病霍乱。一方士用附子一枚及两者，干姜一两（炮），水一碗，同煎，放冷服之。服讫，呕血而死……仲安之佃客也。上吐下泄，目上视而不下，胸胁痛不可动摇，口欠而脱白，四肢厥冷……乃取六一散，以新汲水磨生姜而调之"愈。

宋嘉泰三年，金泰和三年，张子和 48 岁（1203）从军入伍，南下江淮，任军医之职。《儒门事亲·卷二·五虚五实攻补悬绝法》载："余向日从军于江淮之上，一舟子病，予诊之，乃五实也……忽忆桃花萼丸，顿下七八十丸、连泻二百余行，与前药相兼而下，其人昏困，数日方已……徐以调和胃气之药，饘粥日加，自尔平复。"并解释说："故五虚之受，不加峻塞，不可得而实也……不虚者强补，不实者强攻，此自是庸工不识虚实之罪也。岂有虚者不可补，实者不可泻之理哉？"

宋开禧三年，金泰和七年，张子和52岁（1207）随军回师中原。是年疟疾流行，侯王官吏上下皆病，人民更遭灾疫之难。张子和"先以白虎汤加人参、小柴胡汤、五苓散之类，顿服立解……次以桂苓甘露散、石膏知母汤、大、小柴胡汤、人参柴胡饮子"等方，量虚实加减用之，更以"常山散吐之"，救人于疾疫之中，无不愈者。自述："余尝用张长沙汗、吐、下三法，愈疟极多。"（《儒门事亲·卷一·疟非脾寒及鬼神辨》）其力辟迷信鬼神，防止病人迁延危殆；遵循《内经》理论，探讨疟疾病因。指出炎暑流行，肺金受邪，"岁火太过，大热先发，故民病疟"。发病时"刺其十指出血"，达到"血止而寒热立止"的效果。

宋嘉定八年，金贞祐三年，张子和60岁（1215）至顿丘（今河南商丘）行医，并收张仲杰为弟子。《儒门事亲·卷三·补论》载："贞祐间，自沃来河之南，至顿丘而从游张君仲杰之县舍，得遇太医张子和先生，诲仲杰以医。"又云：讲授"明妙道之渊源、造化之根本，讲五运之抑郁发越、六气之胜复淫郁，定以所制之法，配以所宜之方。"由此可知顿丘张仲杰为张子和弟子。

宋嘉定九年，金贞祐四年，张子和61岁（1216）时感受风寒自用汗、下法而愈。《儒门事亲·卷七·寒形》"感风寒"案载："戴人时年六十一"，"往常溪"，雪中冒寒，入浴重感风寒。时值严冬，张子和雪中冒寒，遂病不起，先服通圣散，后六日有谵语妄见，服调胃承气汤，汗出而愈。他以切身病痛为例，证明外感风寒，邪束肌表，热郁于里，而不得发越者，以防风通圣散、调胃承气汤治疗，既可攻里去实，又可解表发汗，而收一举两得之功。

宋嘉定十年，金贞祐五年，张子和62岁（1217）被荐举为金太医院太医。李濂《医史》曰："张戴人，兴定中召补太医。"宋嘉定十一年，金兴定二年，张子和63岁（1218）继续在金太医院任职。倡导汗、吐、下三法祛邪，尝谓"使用药者知吐中有汗，下中有补，止有三法"（《儒门事亲·卷二·汗吐下三法该尽治病诠》）。力主祛邪已病，世称为攻邪派。刘祁《归潜志》载子和"为人放诞，无威仪，喜欢读书，作诗，嗜好喝酒。"性格率直寡合，张子和说："余岂不欲接人，但道不同，不相为谋。医之善，惟《素问》一经为祖。有平生不识其面者，有看其文不知其义者，此等虽曰相亲，欲何说？""惟书生高士，推之复来，日不离门。"（《儒门事亲·卷九·杂记九门》）当时医生多习惯用补法，病人也乐于接受补剂，医生为投病人所好，往往不辨病之虚实，而投补剂。此种妄用补法，蔚然成风，遗害甚重。张子和不随波逐流，明确提出"惟庸工误人最深，如鲧湮洪水，不知五行之道。夫补者，人所喜；攻者，人所恶。医者与其逆病人之心而不见用，不若顺病人之心而获利也"（《儒门事亲·卷二·汗吐下三法该尽治病诠》）。张子和所治之病，"皆众坏之证，将危且死而治之，死则当怨于戴人。又戴人所论按经切理，众误皆露，以是嫉之"。（《儒门事亲·卷九·杂记九门》）说明他力挽时弊，提倡攻邪，招来不少人的怨恨和嫉妒。

宋嘉宝十二年，金兴定三年，张子和64岁（1219）时因提倡攻邪，遭到妒忌。又深恶官场"迎送长吏，马前唱喏"的丑态，不久辞去太医之职，重新回到濄水流域，在民间行医；与麻知己、常仲明、常德讲论医学，辨析玄理，过着隐居漂游的生活。张子和回首往事，无限感慨地说："酷嗜医经五十年，野芹曾献紫宸前。而今憔悴西山下，更比文章不值钱"。

宋嘉定十五年，金兴定六年，张子和67岁（1222）时除在颍水从事医业外，还为弟子讲授医学，在麻知己、常仲明的协助下，开始酝酿撰写《儒门事亲》一书。宋宝庆三年，金正大四年，张子和72岁（1227）时著书未竟，"迩来衰病百无堪"，老病缠身，难以启笔，方由"子和论其术"，麻知己"因为文之"。故明·李濂称:"《儒门事亲》一书,是子和首创之,知己润色之,而仲明又撺其遗为《治法心要》。"宋绍定元年,金正大五年,张子和73岁(1228)时老病交加,治之未愈,与世长辞,享年七十三岁。《儒门事亲》成书。

张子和年谱:

1156年,丙子(宋绍兴二十六年,金贞元四年),张子和生于河南睢州考城的世医家庭。

1162年,壬午(宋绍兴三十二年,金大定二年),7岁,初名从正,开始受庭训读书明礼。

1166年,丙戌(宋乾道二年,金大定六年),11岁,张子和从先世受庭训学医。

1168年,戊子(宋乾道四年,金大定八年),13岁,开始学习《素问》《难经》,钻研医术,自言"予自先世授以医方"。据张子和辞太医后(1219年)诗云"耽嗜医经五十年",推算其是年学习医经。

1176年,丙甲(宋淳熙三年,金大定十六年),21岁,开始悬壶问业,所治多"藜藿"之人,体质壮实,病多外邪,用药喜遣寒凉。

1178年,戊戌(宋淳熙五年,金大定十八年),23岁,移居宛丘行医。

1180年,庚子(宋淳熙七年,金大定二十年),25岁,张子和之学,远则取法《素问》《伤寒论》,近则师法刘完素,起疾救死多奇效。此时为矫正当时医界风行温补的弊端,创立"攻邪已病,邪去正安"之说。提倡攻邪,力挽温补时风。

1195～1202年,壬戌(宋庆元元年,金明昌六年,至宋嘉泰二年,金泰和二年),41岁至47岁,继续在宛丘一带行医。

1203年,癸亥(宋嘉泰三年,金泰和三年),48岁。张子和从军入伍,南下江淮，任军医之职。

1205年至1206年，丙寅（宋开禧元年，金泰和五年，至宋开禧二年，金泰和六年），50岁至51岁。张子和在江淮继续从事军医之职，1206年，疫病流行。

1207年，丁卯（宋开禧三年，金泰和七年），52岁。张子和随军回师中原。是年疟疾流行，侯王官吏上下皆病，人民更遭灾疫之难。

1215年，乙亥（宋嘉定八年，金贞祐三年），60岁。张子和至顿丘（今河南商丘）行医，并收张仲杰为弟子。

1217年，丁丑（宋嘉定十年，金贞祐五年），62岁。张子和被荐举为金太医院太医。李濂《医史》曰："张戴人，兴定中召补太医。"

1219年，己卯（宋嘉宝十二年，金兴定三年），64岁。张子和辞去太医之职，重新回到濄水流域，在民间行医。

1220年，庚辰（宋嘉定十三年，金兴定四年），65岁。张子和游寓在颍水之上，行医，讲学。

1222年，壬午（宋嘉定十五年，金兴定六年）67岁。除在颍水从事医业外，还为弟子讲授医学，在麻知己、常仲明的协助下，开始酝酿撰写《儒门事亲》一书。

1223年，癸未（宋嘉定十六年，金元光二年），68岁。金宣宗驾崩，太子守绪继位，是为哀宗。张子和与麻、常二氏着手撰写《儒门事亲》。

1228年，戊子（宋绍定元年，金正大五年），73岁。老病交加，治之未愈，与世长辞，享年七十三岁。《儒门事亲》成书。

张子和作为攻邪派的一代宗师，其勤奋好学、擅于思考、孜孜不倦之求知精神，以及从临床实践出发，勇于创新、敢于纠偏补弊的开拓精神，是十分难能可贵的。分析其成才之路，可以看出与以下因素相关：

张子和出生于医学世家，从小即有业师。而且，其一生经不离手，"考诸经，检诸方"，"好读书，喜吟诗"，勤奋好学，孜孜不倦，所以学医能有所成。

张子和曾私淑刘完素，其学术思想与刘完素"主火论"有关。但其勤于思考，勇于创新，基于"以通为用"的思想，倡导"攻邪已病"；在运用"汗、吐、下"三法攻邪方面，颇具开创性；其将临床各种疾病，按病因分为风、暑、湿、火、燥、寒六大门类而论治，切合临床诊疗实际，积累了宝贵的经验。

张子和常与从学之人，相互切磋琢磨，发扬医理。如麻知己、常仲明与张子和，宁愿弃官，日游于瀛水之上，讲明奥义，辨析至理。张子和将医理传给其门人弟子，从而也将其学术思想总结和传承下来。

张子和广泛涉猎经史百家及民间传说，擅于在临床实践中体悟其中的医学哲理，并加以总结提高。如其采用情志疗法，包括"惊者平之"等治则，治疗情志疾病，均取得了较好的疗效。

张子和求真务实，治学严谨。常常深入村野民间治病，将医学理论与临床实践紧密结合。在其著作中，所见方剂很多是来自民间的单方、验方，这些记载反映出张子和谦逊好学、不矜己长、实事求是的治学态度。

张子和常怀济物救人之心，不论达官贵人还是贩夫走卒都一视同仁，救人于危难之中，具有高尚的医德、医风。

总之，张子和系统地总结了公元11世纪以前中医攻邪疗法之成就，并开创攻邪学派，是继刘完素之后颇具革新精神的医学家，其独特的学术见解和精湛奇妙的医疗技术，在中医学发展史上占有重要的地位。张颐斋在《儒门事亲》序中，对张子和予以高度的评价。其云："南渡以来，宛丘张子和出，专探历圣之心，发千载之秘，辨实于虚，识燠于寒，以至阴阳之所以造化，运气之所以胜复，风土之异宜，形神之殊禀，无一不究其极。凡所拯疗，如取如携，识者谓长沙、河间复生于斯世矣。"

张子和

著作简介

一、张子和著作简介 🕊

《儒门事亲》十五卷,约二十余万言。具体的成书年代现多认为是1228年(南宋·绍定元年,即金·正大五年),其实这是张子和辞世的时间,或者说是十四卷本大部分内容的成书时间,因为卷十四是常仲明所补遗。书稿完成后因战乱之世,尚未刊成,张子和、麻知几即相继辞世。直至元·中统三年(南宋·景定三年,1262)高鸣氏才作初刊。有学者认为,《儒门事亲》写于1210-1228,即金·卫绍王大安二年至金·哀宗正大五年之间的十多年内。笔者同意张志远老师的意见,认为张子和开始撰写《儒门事亲》时间为1223年,主要著述年代是在70岁以后,即公元1225年(金正大二年)以后。该书集中反映和体现了张子和的学术思想和独特的治疗经验,是其代表性著作,在中医学中占有十分重要的地位,但本书并非出自张子和一人手笔。其中张子和《儒门事亲》三卷本,为张子和亲自撰写的内容,集中反映了张子和学术思想和医疗经验;刘河间三消论,是麻知几搜求遗书所得;其他临床病案,所用方剂,汇集的古人经验方,是由其学术传承人所载。《四库全书总目提要》记载其书"其例有说有辨,有记有解,有诫有笺,有诠有式,有断有论,有疏有述,有衍有诀,有十形三疗,有六门三法,名目颇碎,而大旨主于用攻。"

《儒门事亲》书中收入专论30篇,病例250则,载方441首。内容包括内、外、妇、儿、五官各科,其中属内科范围者占四分之三,取"儒者明理事亲当知医"意,"且以能医者为人子事矣"(陈其元《庸闲斋笔记》卷一),仍称《儒门事亲》,共十八卷。据元中统三年(1262)副本和目前所见嘉靖二十年(1541)夏元道人邵柏崖委托钱塘闻忠所校刊本比较,原来之《儒门事亲》只有三卷,相当于邵本一至三卷;邵本四至五卷,为原来《直言治病百法》；六至八卷为《十形三疗》，九卷为《杂记九门》；十卷为《运气撮要图》；十一卷为《治法杂论》；十二卷为《三法六门》；十三卷为《治法心要》；十五卷为《世传神医效门》。另有《三复指迷》一卷已亡佚，仅存十四卷之数。《撮要图》后附有《扁鹊华佗察声色定生死决》、《病机》二门；《治法杂论》后附有刘完素《三消论》；书末则为《太医先生辞世诗》五首。傅增湘《藏园群书经眼录》卷七子部一，载有"金刊本，半叶十一行，每行二十三四字不等，黑口，左右双阑，书名六字占双行，作《张子和医书》十二卷，其中无《杂记九门》、刘完素《三消论》。汪士钟《艺芸书舍宋元本书目》载有金刻版本，亦作十五卷，但金刻非一版，卷数不一。书中《治法心要》一卷，李濂曰："盖子和草创之，知己润色之，而仲明又撼其遗，为治法心要。"即张子和与时人麻知己、常仲明三人合作完成。

张子和遗著可考者尚有：《三复指迷》一卷（见《中国医籍考》)，《张氏经验方》二卷（见《国史经籍志》)，《伤寒心镜》一卷（见《辽金元艺文志》。《古今医统》作《伤寒心镜别集》一卷。《郑堂读书记》作张子和《心镜别集》，金·常德编），《秘录奇方》二卷（见《中国医学史》。倪氏《补辽金元艺文志》作《秘传奇方》)，《治病撮要》一卷（见《千顷堂数目》)。

二、《儒门事亲》概述

目前通行的《儒门事亲》十五卷本，由儒门事亲三卷、治病百法二卷、十形三疗三卷、杂记九门一卷、撮要图一卷、治病杂论一卷、三法六门一卷、刘河间先生三消论一卷、治法心要一卷及世传神效名方一卷组成。其中《儒门事亲》前三卷包括张子和医论 30 篇，是张子和主要学术观点的表述，为张子和亲自撰写的内容，其著名的汗、吐、下三法及力倡的攻邪理论均在其中。金·张颐斋《儒门事亲》引中提及"一法一论，其大义皆子和发之。"

《治病百法》二卷，即现通行本第四、第五卷。《治法杂论》一卷，即现通行本第十一卷，二者内容相似。《治病百法》辑录内、外、妇、儿、五官、皮肤诸病证治100条，分类罗列，以例论证，详细阐述了各种疾病的治则治法、选方用药，同时对饮食、生活禁忌等亦详加阐释。具体内容不仅论述了汗、吐、下三法的运用，亦有对针灸、导引、心理、按摩、食疗等法的综合应用，是张子和力主攻邪，兼顾调补思想的充分展示。《治法杂论》按诸病、妇、儿三大类，分别以风、寒、火、内伤、外伤等门排列，计15门，每门列条分段论治诸病，论述的文字内容与《治病百法》基本相似。

《十形三疗》为现通行本第六、七、八三卷，十形，即风、暑、火、湿、燥、寒、内伤、外伤、内积、外积；三疗者，即治疗中主要应用的汗、吐、下三法。其中共收病症139种，录病案162例，是张子和医案集录。这些医案绝大部分是记录张子和运用攻邪三法的临床治验，还附录了少量张子和友人麻知儿、赵君玉及门人常德、栾企依张子和治法施用的案例。

《杂记九门》即现通行本第九卷，是常德、栾企等人记录张子和医论医事之汇编，是以医话的形式写成的，其中记载了张子和门人和弟子们的学习心得与体会。

《撮要图》即现通行本第十卷。是流行于宋、金之际的医学启蒙教材。因这些内容简约扼要，又为学习中医必修的基本常识，构成图表既直观又利于记诵理解，故名《撮要图》。

《三法六门》为现通行本第十二卷，三法，是谓汗、吐、下三种治疗方法；六门，是指风、寒、暑、湿、燥、火六种致病因素，并附有内外兼治、调治之方，共录方172首。是张子和学术思想运用于临床的集中体现，适用于对各类相关疾病的治疗。

《刘河间先生三消论》为通行本第十三卷。辑录的是刘河间先生未经刊行的遗著，经张子和的门人麻知几编辑后收入。书中不仅记载了刘河间对消渴病因、病机及治法理论的认识，还列举了刘河间治疗消渴病的临床经验方。

《治法心要》一名《扁华生死诀》，即现通行本第十四卷。以歌诀形式记载了《十八反歌》《运气歌》等，是张子和弟子整理而成。

《世传神效名方》为现通行本第十五卷，收录有张子和家传方、世传验方、秘方及张子和所创专病专治方共273首，是张子和临床经验的总结。

附:《儒门事亲》版本源流

据马继兴先生考证，《儒门事亲》有金刊本、元刊本、明刊本及清以后刊本。金刊本两种（金刊本一种，"金源"刊本一种），见述于清·黄丕烈《荛圃藏书题识》，皆为十二卷，其中金刊本后藏于陆心源皕宋楼，清末为日人购去，藏于日本东京静嘉堂文库至今。"金源"刊本者则失所在。元刊本三种，其一见述于《经籍访古志》及《宋以前医籍考》，《古今医统正脉全书》本卷十四"治法心要""扁鹊华佗察声色定死生诀要"另出为一卷，故相当于《古今医统正脉全书》本十四卷的内容（无《三消论》）。值得注意的是，此本与明嘉靖间邵辅本内容略同，可能就是邵辅本的祖本，惟亦失所在。其二即目前存世的蒙古中统三年壬戌（1262）高鸣刊本，见述于《中国医籍考》，只《儒门事亲》三卷。其三见述于《滂喜斋藏书记》，计《儒门事亲》三卷、《治病百法》二卷、《十形三疗》三卷，共计八卷，亦失所在。明刊本三种，其一为明嘉靖二十年辛丑（1541）邵辅刻本，此本与第一种元刊本内容相同，且题曰"重刊"，或当是据该本重刊而成。其二为日人丹波元简《医賸》。据朱好谦《心印绀珠经》所述，除《儒门事亲》三十篇外，尚有《治病百法》《十形三疗》《三法六门》《治法心要》《三复指迷》各一帙，其中《三复指迷》他本皆无，唯此本有之。其三即《古今医统正脉全书》本，此本在邵辅本的基础上，将"治法心要"与"扁鹊华佗察声色定死生诀要"合为一卷，另入刘完素《三消论》一卷，仍为十五卷。

另外，明·英宗正统间，朝鲜金礼蒙编《医方类聚》，是一部类书性质的方书，凡采撷中国医籍150余种，其中张子和所著有《儒门事亲》《治百病法》《十形三疗》《杂记九门》《治病杂论》《三法六门》《神效名方》等七种。按《金史》本传，"其所著有六门三（中华书局本作'二'）法之目，存于世焉"，其中"目"字当是"名号"或"名目"的意思，不迳称"六门三法"而言"六门三法之目"，则张子和所著非此一种而是多种。《医方类聚》所采张子和诸书凡七种，正可说明这种情况。黄丕烈得"金源"刊本，"始悉戴人之书自有真面目在，非可以"《儒门事亲》"概之也"。日人丹波元胤认为《儒门事亲》"原系于一部丛书，盖所谓《儒门事亲》者，止其前三卷，其他麻知几并弟子辈述子和之说以所编也"，于是在纂辑《中国医籍考》时，"更据《医方类聚》各证门所列，加以详核，识于左，使人知其旧观"，著录《儒门事亲》三卷、《治病百法》二卷、《十形三疗》三卷、《杂记九门》一卷、《撮要图》一卷、《治病杂论》一卷、《三法六门》一卷、《治法心要》一卷、《世传神效名方》一卷，计九种十四卷。

据上述，《儒门事亲》自刊行以后经历了相当复杂的分合流变过程而成今本十五卷的规模。《儒门事亲》作为书名，原本指其前三卷的三十篇论述，其他内容皆另有其名而与之并传。金元之间，《儒门事亲》已有多种版本，其中采用丛刻形式而以《儒门事亲》为总名者居多，如上述两种金刊本和元刊本之后两种，但虽为丛刻，而所收子目有所出入，因而卷数亦不同，各卷内容亦有穿插，但以《儒门事亲》（三卷）为首是一致的，这可能是虽为丛刻而终以"儒门事亲"为总名的原因。《儒门事亲》（三卷）单行本亦在此期间问世，并且流传到了今天，即南宋·景定三年（蒙古中统三年壬戌，1262）高鸣刻本。金元版本如金刊本，或流落海外，或不知所在，元刊本除高鸣所刊三卷本外，其他亦流散无存。《全国中医图书联合目录》著录《儒门事亲》现存版本约有十余种，其中以《儒门事亲》之名单行者有蒙古刻本一种，明刻本四种，清刻本三种，另石印本一种，日本刻本三种，另影元抄本一种，收入丛书者有《古今医统正脉全书》本、《四库全书》本、《豫医双璧》本、《中国医学大成》本等。建国后亦有多种排印本。上述版本中以南宋·景定三年（蒙古中统三年壬戌，1262）高鸣刻本为最早，三卷，明嘉靖二十年辛丑（1541）邵辅刻本次之，明万历二十九年辛丑（1601）吴勉学刻古今医统正脉全书本又次之。

　　"建国后诸本"并非一个系统，而是以十五（十四）卷本为基础，或标点排印，或详加校勘，或校勘注释，以直接服务于读者。依其所做工作，可分为排印本、校注本和点校本三种。上海卫生出版社和上海科学技术出版社分别于1958年和1959年出版了《儒门事亲》的排印本。校注本主要有两种，一是1984年河南科学技术出版社出版的《儒门事亲校注》，二是1994年人民卫生出版社出版的《子和医集》。《子和医集》将原被收在《刘河间医学六书》中的《心镜别集》列于《儒门事亲》后，其书出常德之手。此二种校注本所据校本以十五卷本系统为主，兼采他书。1998年中医古籍出版社出版的《儒门事亲研究》中，以《儒门事亲》新论为上编，以《儒门事亲》新校为下编，详于校勘而未做注释，因而是点校本。该本增加《医方类聚》为重要校勘依据，解决了一些在十五卷本系统中无法解决的问题。

张子和

学术思想

一、学术渊源

（一）学宗《内经》

张子和认为，所有疾病的发生，都是由各种不同的病邪从内、外伤人而致。《儒门事亲·卷二·汗下吐三法该尽治病诠》提出："夫病之一物，非人身素有之也。或自外而入，或由内而生，皆邪气也。""人身不过表里，气血不过虚实。表实者里必虚，里实者表必虚；经实者络必虚，络实者经必虚，病之常也。""邪气加诸身，速攻之可也，速去之可也……先论攻其邪，邪去而元气自复也。""天之六气，风、暑、火、湿、燥、寒；地之六气，雾、露、雨、雹、冰、泥；人之六味，酸、苦、甘、辛、咸、淡。故天邪发病，多在乎上；地邪发病，多在乎下；人邪发病，多在乎中。此为发病之三也。处之者三，出之者亦三也。"总之，张子和认为，病因邪而生，邪去则正安。

张子和这种观点的提出，一方面基于临床实践，更主要是源于《内经》的病因病机理论。如《灵枢·口问》云："夫百病之始生也，皆生于风雨寒暑，阴阳喜怒，饮食居处，大惊卒恐，则血气分离，阴阳破败，经络决绝，脉道不通，阴阳相逆，卫气稽留，经脉空虚，血气不次，乃失其常。"这些引起疾病的因素，皆属于"邪"，因邪而致气血、阴阳、经络、脉道、卫气等异常而导致疾病的发生。基于上述认识，张子和确立了"论病首重邪气，治病先论攻邪"的疾病诊治原则。因此，"病由邪生，攻邪已病"的思想，是源于《内经》理论的。

张子和攻邪所用汗、下、吐三法，是根据病邪所在的处所，因势利导，祛邪外出。《儒门事亲·卷二·汗下吐三法该尽治病诠》提出："处之者三。诸风寒之邪，结搏皮肤之间，藏于经络之内，留而不去，或发疼痛走注，麻痹不仁，及四肢重痒拘挛，可汗而出之；风痰宿食，在膈或上脘，可涌而出之；寒湿痼冷，热客下焦，在下之病，可泄而出之。"即凡在表者皆用汗法，凡在下者皆用下法，凡在上者皆用吐法。张子和在确立治疗方法和祛邪途径的基础上，立足三法统论诸药。其云："辛、甘发散，淡渗泄，酸、苦、咸涌泄。发散者归于汗，涌泄者归于吐，泄者归于下。渗为解表归于汗，泄为利小便归于下。"（《儒门事亲·卷二·汗下吐三法该尽治病诠》）这样就把病邪性质、发病规律、治疗方法和遣方用药联系起来了，其理论根据亦源于《内经》。如《素问·阴阳应象大论》有云："因其轻而扬之，因其重而减之，其高者因而越之，其下者引而竭之，中满者泻之于内，其有邪者，渍形以为汗，其在皮者，汗而发之，其实者散而泻之。"

（二）受《难经》影响

《儒门事亲·卷三·斥十膈五噎浪分支派疏》云："世传五噎宽中散，有姜有桂……或云：忧恚气结，亦可下乎？余曰：忧恚磐礴，便同火郁，太仓公见此皆下。法废以来，千年不复。"由此可知，采用攻邪之法治疗五噎是太仓公下法的传承。《儒门事亲》卷十四，即《治法心要》，又名《扁华生死诀》，即现通行本卷十四，由门人常仲明汇编，"是子和录自前人医籍以作课徒之用"者；尤其是《扁鹊华佗声色定死生诀要》和《诊百病死生诀要》，分别与《备急千金要方·卷二十八》《脉经》中的相关内容一致或相近。由此可见，张子和也深受扁鹊学说的影响。

张子和"惟以气血流通为贵"的学术观点，也是建立在"且扁鹊之治也，审闭结而通郁滞"（汉·王符《潜夫论·实边》），"血脉流通，病不得生"（《后汉书·方术列传》）等思想基础之上的。由此可见，张子和倡导"汗、吐、下"攻邪，也受到《难经》的影响，诸多具体治疗方法均源于《难经》。如《儒门事亲·卷六》记载的"妇人恶寒实热"案、华佗治疗"妇人长年经病寒热注病"案、徐嗣伯治疗"伯玉伏热"案；《儒门事亲·卷七》"不寐"案，及华佗"书骂郡守"之治法类同，如出一人之手；《儒门事亲·卷八》"胸膈不利"案，与华佗治疗"广陵太守"案也极为相似。

《儒门事亲》开篇之医论"七方十剂绳墨订"之"十剂"，乃传承《难经》之医家北齐徐之才对本草方剂学的重要理论贡献；张子和汗吐下之法是在扁鹊学说的指导下实施的，如"……太仓公见此皆下"（见卷三·二十五）等，华佗方神丹的使用，在华佗"令以指刺喉中吐之"（见唐·孙思邈《千金要方·卷九》）指导下的"撩痰法"，在五禽戏启发下的"盘脚叩首法"（见卷二·十五）均源于扁鹊学说；对扁鹊论"五苦六辛"之本草学理论，张子和在卷十四中亦明确地进行了阐释。

（三）取法张仲景

张子和主张运用汗、吐、下三法以攻邪，其立论依据源自张仲景。《伤寒论》的麻黄汤、承气汤、瓜蒂散等方的治法，是张子和运用攻邪三法治方的由来。正如张子和所云："余尝用张长沙汗、吐、下三法。"明·吕复《诸医论》评张子和曰："张子和医，如老将对敌，或陈兵背水，或济河焚舟，置之死地而后生。不善效之，非溃则北矣。其六门三法，盖长沙之绪余也。"（《古今图书集成医部全录·第十二册总论·卷五百二》）张子和攻邪三法，就应用范围和具体方法而言，在张仲景基础上又有拓展和发挥。其云："所谓三法可兼众法者，如引涎漉涎、嚏气追泪，凡上行者，皆吐法也；炙、蒸、熏、渫、洗、熨、烙、针刺、砭射、导引、按摩，凡解表者，皆汗法也；催生下乳、磨积逐水、破经泄气，凡下行者，皆下法也。"（《儒门事亲·卷二·汗下吐三法该尽治病诠》）根据受邪部位的不同，或汗而出之，或涌而出之，或泄而出之，汗、吐、下三法也可联用。

（四）学宗刘完素

刘完素阐发火热病机，以善治火热病症而名噪一时，为河间学派的开山。刘完素深研《内经》病机理论，将《素问·至真要大论篇》"病机十九条"属火热的病证范围扩大，对火热病机详加阐释，强调火热致病，后世称其说为"主火论"。刘完素提出火与热邪为病多实，故治法多以寒凉立论。

张子和私淑刘完素之学，其攻邪三法的理论基础与刘完素的"主火论"密切相关。《金史·列传》记载："张从正，字子和，精于医，贯穿《难》《素》之学，其法宗刘守真，用药多寒凉，然起疾救死多取效。"张子和的生活环境类似刘完素，所涉病种实证居多，对刘河间"火热论"的学术思想领会颇深，故宗其说提出"风从火化，湿与燥兼"及"三消当从火断"。张子和学宗刘完素，其临床所用方剂亦多取自刘完素。如刘完素所创两解表里之双解散和防风通圣散，攻下热结的三一承气汤，涌吐痰食的独圣散等，都是张子和的常用方剂。

张子和将刘完素的学术思想，用于临床实践并加以发挥，提出了攻邪理论，擅用"汗、吐、下"三法，把临床各种疾病按病因分为风、暑、湿、火、燥、寒六大门类，并积累了丰富的诊治经验。任应秋先生评价说："从正之学，远则取法乎《素问》《伤寒论》，近则独宗于刘完素"，遂将其划归于"河间学派"。总之，张子和受刘完素之学术影响颇深。

（五）重视民间经验

张子和善于继承前人丰富的医学成果，但他尊古而不泥古，勇于实践，大胆创新，并及时总结自身实践体会和民间的治疗经验。

张子和还重视收集民间的各种有效治病方法并用之于临床。他说："余非敢掩人之善，意在救人耳。""余立于医四十余岁，使世俗之方人人可疗，余亦莫知敢废也。"观《儒门事亲·卷十五·世传神效名方》，很多都是采自民间的单方、验方。如用生地黄汁入麻油、黄蜡熬膏，涂治烧伤、烫伤；用炒槐花、枳壳研末醋和为丸，空腹服以治痔漏、下血痒痛；用瓦松阴干研末，治一切恶疮；用拔头顶发治疗喉痹。他临证注意吸取睢阳高大明、侯德的经验，治疗落马坠井、打扑闪折、汤烫火烧、车碾损伤，肿发焮痛而日夜号泣不止等病症时，先用通经散、下导丸等药峻泻"三四十行"，痛止肿消，后服活血散毒之药，病去如扫，使外伤病人不致瘫残跛缺。

二、学术特色 🦤

（一）病由邪生及攻邪已病

1. 倡三邪发病说

张子和的攻邪理论，取法于《内经》《伤寒论》，并在此基础上提出三邪致病说。对于邪气的分类，《灵枢·百病始生》有明确论述："夫百病之始生也，皆生于风雨寒暑，清湿喜怒。喜怒不节则伤脏，风雨则伤上，清湿则伤下。三部之气所伤异类。喜怒不节则伤脏，脏伤则病起于阴也；清湿袭虚，则病起于下；风雨袭虚，则病起于上，是谓三部"。《金匮要略·脏腑经络先后病脉证》中亦有"清邪居上，浊邪居下；大邪中表，小邪中里"之说。

张子和在《儒门事亲·卷二·汗吐下三法该尽治病诠》中，明确提出天邪、地邪、人邪的概念。其云："天之六气，风、暑、火、湿、燥、寒；地之六气，雾、露、雨、雹、冰、泥；人之六味，酸、苦、甘、辛、咸、淡。故天邪发病，多在乎上；地邪发病，多在乎下；人邪发病，多在乎中。此为发病之三也。"由于三邪致病之发病部位和症状各不相同，故治疗上采用汗、吐、下三法分而治之。正所谓"处之者三，出之者亦三也"。

2. 治病首重邪气

张子和认为，不论是自外侵入人体的病邪，或是由体内变化而产生的致病因素，都是邪气，是一切疾病之所由，故而提出"夫病之一物，非人身素有之也，或自外而入，或由内而生，皆邪气也"（《儒门事亲·卷二·汗吐下三法该尽治病诠》)。强调人之发病，乃是邪气侵犯的结果，无论外感之邪，还是内伤之邪，均可导致疾病的发生。

张子和还明确提出，邪气之犯人，在表里，关气血，本虚实。如《儒门事亲·卷二·汗吐下三法该尽治病诠》云："人身不过表里，气血不过虚实。表实者，里必虚；里实者，表必虚；经实者，络必虚；络实者，经必虚，病之常也。"所谓实，即指邪实；所谓虚，即是正虚。可见病邪侵袭人身，必有正虚之处。疾病过程中，邪轻正盛，疾病向痊愈方向发展；正邪相搏，则病情迁延缠绵；邪盛正衰，则病情加重甚至致死。即"邪之中人，轻则传久自尽，颇甚则传久而难已，更甚则暴死。若先论固其元气，以补剂补之，真气未胜，而邪气已交驰横骛而不可制矣"（《儒门事亲·卷二·汗吐下三法该尽治病诠》）。

因此，张子和强调，人体之所以发病，乃因邪气入侵；邪犯人体，留则伤正，去则正安；若不迅速祛除病邪，势必导致病邪蔓延，使疾病迁延难愈。所以，治病应首先攻邪。据此提出汗、吐、下三法，认为"先论攻其邪，邪去而元气自复也"。其辩证地揭示了寓补于攻的道理，强调治病当以攻下逐邪为补，而养生当以饮食调养为补，由此总结出张子和祛邪理论有因邪致病、论病重邪、祛邪安正三个要点。

3. 强调气血流通

张子和提出："《内经》一书，惟以血气流通为贵。"认为人体正常情况下血气本是流通的，邪气阻滞是影响血气流通的根本原因。而且他同样受扁鹊学说"百病生于郁滞"思想的影响，在治疗时强调以祛邪为首要，病邪如得祛除，即可以达到恢复血气流通的目的。即其所谓的"陈莝去而肠胃洁，癥瘕尽而荣卫昌"，使上下无碍，气血宣通，而无壅滞。如以寒邪而言，认为"寒去则血行，血行则气和，气和则愈矣"（《儒门事亲·卷六·湿痹》）。

因此，张子和强调人体血气贵在通畅。气血流行不畅可产生内生之邪，或招致外来之邪。邪既内踞，会加剧气血的壅滞，从而形成恶性循环。故治病应以祛邪为要，运用祛邪的手段达到恢复人体血气流通的目的。

4. 攻邪治法特点

（1）攻邪用寒凉

张子和治法以寒凉立论。他把疾病原因分为外来客邪所伤（外因）和五志所伤（内因）。认为，不仅客邪所伤以"火热"独多，五志所伤更以心火为主。如《儒门事亲·卷三·九气感疾更相为治衍》指出："五志所发，皆从心造。故凡见喜、怒、悲、惊、思之证，皆以平心火为主。"又说："劳者伤于动，动便属阳；惊者骇于心，心便属火，二者亦以平心火为主。"张子和临床所用之方剂，多取自刘完素。如汗法用防风通圣散、益元散加姜、葱、豉合而为双解散；吐法用瓜蒂散、独圣散化裁为茶调散、三圣散；下法用舟车丸、神芎丸发展为浚川散、通经散、禹攻散等。

（2）祛邪以扶正

张子和之攻邪论，并非主张一味攻伐，而是寓补于攻、攻中兼补。其云："若见证为阳有余而阴不足，热证迭见，当损阳而补阴，用寒凉之品；若见证为阴有余而阳不足，寒证从生，当损阴而补阳，用温热之药。"他批评当时的温补之偏，根据《内经》阴阳理论，基于阴阳不足与有余之相对关系，提出阴阳损益并进的补益法则，体现出其以攻邪论为基础的补法特点。

张子和攻邪具有以下特点：其一，攻中求巧，法中寓法，力求邪去而正不伤。其二，运用三法采用多种药物剂型，但以丸、散剂居多。其三，继承发挥刘完素学说，遣方用药忌投温燥，力主寒凉。其四，以刺络放血为攻，通导祛邪。其五，不弃补法，知常达变。其六，倡"药邪致病"说，主张治病先祛其药邪。现代以来，对通里攻下、清热解毒及活血化瘀等治法的临床和实验研究，也从不同角度佐证了张子和攻邪理论的重要意义。

（二）三法六门分类辨证方法

张子和采用张仲景汗、吐、下三法，结合刘完素所论风、寒、暑、湿、燥、火六气，提出"三法""六门"。采用了刘完素按照病理变化分类疾病的方法，把各种疾病分为风、寒、暑、湿、燥、火六大门类，并将无论属于内因或是外因引起的各种疾病表现出来的证候，都归纳于六门。并以六气加内伤、外伤、内积、外积，称为"十形"，分别归纳为十类病证，又列叙病证一百种，结合主旨之方，称为"治病百法"。

1. 六气证治分类法

张子和对六气导致人体疾病的病因病机、证候表现及所用方剂，均进行了详细的总结与阐释。具体内容如下：

（1）风（厥阴风木）

证候表现：诸风掉眩，风痰风厥，涎潮不利，半身不遂，失音不语，留饮飧泄，痰实呕逆，旋晕，口喝，抽搦，僵仆，目眩，小儿惊悸，狂妄，胃脘当心而痛，咽膈不通，偏正头痛，首风沐风，手足挛急。

所用方剂：防风通圣散、防风天麻汤、防风汤、祛风丸、排风汤、小续命汤、消风散。

（2）暑（少阴君火）

证候表现：诸痛痒疮疡，痈疽肿毒，胃烦热，嗌干咳喘，唾血泄血，胕肿，肩胛骨内疼痛，心痛，肺胀，腹胀，郁闷。神昏谵语、口干、发疹、潮热，直视、失溲，小儿疮疹、丹熛。

所用方剂：白虎汤、桂苓甘露散、化痰玉壶丸、益元散、玉露散、石膏散。

（3）湿（太阴湿土）

证候表现：诸湿肿满，霍乱泄注，胕肿，骨痛，及腰、膝、头、项痛，风痹，痿厥，唾有血，心悬如饥。热痛始作。

所用方剂：五苓散、葶苈木香散、白术木香散、益元散、大橘皮汤、神助散、桂苓白术丸。

（4）火（少阳相火）

证候表现：诸暴死，发热恶寒，痛病大作，传为水肿，面黄身痿，泄注脓血，赤白为利，痈肿疽毒，丹熛疡疹，小儿疳泻，腹胀，暴下如水，心胸中热，甚则衄衊，胸胁皆痛，耳聋，口苦，舌干，脏毒下血，米谷不化，肠鸣切痛，消渴上喘。

所用方剂：凉膈散、黄连解毒汤、泻心散、神芎丸、八正散、调胃散、调胃承气汤。

（5）燥（阳明燥金）

证候表现：诸气腈郁，肠胃干涸，皮肤皱揭，胁痛，寒疟，喘咳，腹中鸣，注泄鹜溏，胁肋暴痛，不可反侧，嗌干面尘，肉脱色恶，丈夫癫疝，妇人少腹痛，带下赤白，疮疡痤疖，喘咳潮热，大便涩燥，马刀挟瘿之疮。

所用方剂：神功丸、脾约丸、麻仁丸、润体丸、四生丸。

（6）寒（太阳寒水）

证候表现：诸寒冷湿痹，肘臂挛急，秋湿既多，寒咳为嗽，痰厥心痛，心中澹澹大动，胸胁胃脘痛不可食，食已不饥，吐利腥秽，屈伸不便，上下所出不禁，目盲，坚痞，色疢，渴而饮冷积水，足浮肿，囊缩，四肢冷，爪甲青。

所用方剂：姜附汤、四逆汤、二姜汤、术附汤、大已寒丸、理中汤。

2. 方剂三法六门分类

张子和按照"三法六门"分类法，列"三法六门"方剂专篇一卷。纵观张子和《儒门事亲》全书计441方，其中卷十二《三法六门》方有171

首，是张子和阐发其"天邪""地邪""人邪"病机理论及攻邪三法学术观点，在方剂组方构建运用方面的体现，属于疾病的通治方。具体包括：三法中，吐剂9首、汗剂6首、下剂33首；六门中，风门16首、暑门9首、湿门15首、火门12首、燥门4首、寒门8首；兼治于内者5首、兼治于外者5首、独治于内者17首、独治于外者20首、调治方13首。

（三）攻邪三法的具体运用

张子和所处的时期，由于受《太平惠民和剂局方》的影响，社会上形成了"好补"之风，造成医生多用辛温燥热之药治疗疾病的不良风气。世俗广为流传服丹石之药以求长生不老，并长期服用丹石以求房中之术惑人。又恰逢金元战火连年，热病流行，但世之俗医嗜补，凡有疾病者，不问虚实，滥投补剂，庸工以此为悦，病者昧而不觉，以致邪气稽留，为害不浅。故此张子和提出了汗、吐、下攻邪三法及具体运用法则。

张子和认为，人体发病皆由邪气侵袭所致，邪气入侵则必然会出现虚实变化，病程长短及病情轻重皆与邪气有关。要治愈疾病，必须攻逐邪气；邪气得以祛除，正气则得以恢复，这是其"论病首重邪气"观点的基本内容。他认为邪气侵入人体有三个途径，分别来自于"天""地""人"，并称之为"天邪""地邪""人邪"。"故天邪发病，多在乎上；地邪发病，多在乎下；人邪发病，多在乎中。"因而，提出"汗、吐、下三法"的具体运用。阐明发汗、催吐、泻下，是攻邪去病的三个主要方法，还对三法的应用形式有所发挥。

张子和提出汗、吐、下法的具体运用，不仅深受《内经》理论的影响，还受到了《难经》扁鹊学说"百病生于郁滞"发病观的影响。《素问·热论》提出的热病治则是："治之各通其脏脉，病日衰已矣。其未满三日者，可汗而已；其满三日者，可泄而已。"在《素问·热论》的启发下，其治热病力主祛邪，常用汗、吐、下三法，于热病重症每奏捷效。强调邪气为病必须速攻之、速去之，才能有效地保护机体。

《儒门事亲·卷二·凡在表者皆可汗式》记载："风寒暑湿之气，入于皮肤之间而未深，欲速去之，莫如发汗。圣人之'刺热'五十九刺，为无药而设也。皆所以开玄府而逐邪气，与汗同。然不若以药发之，使一毛一窍，无不启发之为速也。"张子和用汗、吐、下三法，强调中病即止，不可过用。言"凡发汗中病则止，不必尽剂。要在剂当，不欲过也"。其论述与《素问·五常政大论》："大毒治病十去其六，常毒治病十去其七，小毒治病十去其八，无毒治病十去其九，谷肉果菜食养尽之，无使过之伤其正也"的论述如出一辙。受《难经》"百病生于郁滞"思想的影响，张子和还强调"气血流通为贵"，临床上把通畅气血作为防病治病的重要方法。

张子和攻邪所用汗、吐、下三法，实质是根据病邪所在的处所，因势利导，祛邪外出。指出："邪气加诸身，速攻之可也，速去之可也……先论攻其邪，邪去而元气自复也。""处之者三，出之者亦三也。诸风寒之邪，结搏皮肤之间，藏于经络之内，留而不去，或发疼痛走注，麻痹不仁及四肢肿痒拘挛，可汗而出之。风痰宿食，在膈或上脘，可涌而出之。寒湿痼冷，热客下焦，在下之病，可泄而出之。"（《儒门事亲·卷二·汗下吐三法该尽治病诠》）此理论亦源于《内经》。如《素问·阴阳应象大论》有云："因其轻而扬之，因其重而减之……其高者，因而越之；其下者，引而竭之；中满者，泻之于内；其有邪者，渍形以为汗；其在皮者，汗而发之；其慓悍者，按而收之；其实者，散而泻之。"张子和攻邪论的基本观点，是病因邪生、证由邪定、邪去正安。同时，张子和运用的"撩痰法"，来自华佗"令以指刺喉中吐之"。此外，还谈到"所谓导引而汗者，华元化之虎鹿熊猴鸟五禽之戏，使汗出如敷粉，百疾皆除"（《儒门事亲·卷二·凡在表者皆可汗式》）。因五禽戏久已失传，张子和另创"盘脚叩首法"导引发汗；还曾谈到"忧患磐礴，便同火郁，太仓公见此皆下"（《儒门事亲·卷三·斥十膈五噎浪分支派疏》），故其攻邪三法是学有所宗的。

1. 汗法

张子和云："诸风寒之邪，结搏于皮肤之间，藏于经络之内，留而不去，或发疼痛走注，麻痹不仁及四肢肿痒拘挛，可汗而出之。"（《儒门事亲·卷二·汗下吐三法该尽治病诠》）"风寒湿暑之气，入于皮肤之间而未深，欲速去之，莫如发汗。"（《儒门事亲·卷二·凡在表者皆可汗式》）还指出，飧泄不止，脉浮大而长，身表微热者，破伤风、惊风、狂、酒病、痹证等，皆可酌用汗法。

所著《儒门事亲·卷二·汗下吐三法该尽治病诠》记载："灸、蒸、熏、渫、洗、熨、烙、针刺、砭射（砭石）、导引、按摩，凡解表者，皆汗法也。"所用发汗药 40 味，载方 18 首，分别为：防风通圣散、双解散、浮萍散、升麻汤、麻黄汤、桂枝汤、桂枝麻黄各半汤、五积散、葛根汤、解肌汤、逼毒散、大柴胡汤、小柴胡汤、柴胡饮子、当归散、防风汤、葱醋酸辣汤、酸醋白汤。在《儒门事亲》卷四、五、六、七、八论病 230 余种，其中采用汗法的达 24 种之多，且方药亦较多。由于汗法禁忌及副作用较多，后世对其汗法未深入研究，临床虽有应用，但其用药时间及使用方法因病人个体差异不同，较少应用。

（1）汗法使用原则

张子和提出"凡在表者，皆可汗之"。汗法，早在《黄帝内经》中就有相关记载。《素问·阴阳应象大论》提出："其有邪者，渍形以为汗。""其病在皮者，汗而发之。"是为汗法理论之始。《素问·阴阳应象大论》还记载："因其轻而扬之。"扬之，即所谓解表也。《素问·六元正纪大论》提出："火郁发之。发，谓之汗。"张子和在此基础上，提出"凡在表者，皆可汗之"的原则。认为外邪侵犯人体，通过汗法达到疏通腠理，调和阴阳，增强人体抗病能力，令病邪随汗而出。一可祛邪外出，二可阻止病邪向里深入，即"病在表，愈于表"。由此可见，应用汗法，是治疗外感疾病，防止其传变发展的关键所在。另外，外感病初期，即邪在皮毛肌腠，"其在皮者""阳气怫郁不得越"，应用汗法可使腠理开泄，气血流畅，营卫调和，以解除肌表邪气。正如刘完素《儒门事亲·卷十三·刘河间先生三消论》所载："玄府者，无物不有，人之脏腑、皮毛、肌肉、筋膜、骨髓、爪牙，至于万物，悉皆有之，乃出入升降、道路门户也。"玄府通利，则出入升降有序，脏腑、皮毛、肌肉、四肢百骸、五官七窍的生理功能如常，人体健康；闭塞者，则气血津液、血脉、荣卫、精神不能升降出入，而导致诸病生焉。

（2）汗法的适应证

张子和认为，风、寒、暑、湿之气，入于皮肤之间而邪气未深，应"速去之""莫如发汗"。又云："凡在表者，属阳分，宜以辛温之剂发之，汗之""地之湿气，感则害人，皮肉筋脉，邪从外入，可汗而已。"张子和提出汗法的适应证：伤寒冒风，头痛身热等证用汗法解表；瘟疫证、湿热病亦用解表发汗；飧泄、肠风、惊风、破伤风、鼻塞、风痰、风水水肿、风痹痿厥等触冒风邪之疾，皆可用"汗法"治疗。运用汗法治疗的，还有一些杂病、疑难之证，如痫病、狂证、癫疾、面肿风、六腑聚证、中暑。凡风寒暑湿之邪，入于皮肤之间而未深，欲速去之者，都是汗法的适应证。发汗能够开通玄府，使一毛一窍，无不启发，所以祛邪最速。

（3）汗法所用方药

张子和认为，不惟辛温之药可以发汗，辛凉之品同样具备这样的功效。其常用的发汗方，在《儒门事亲》"三法六门"中列6首。具体方药组成如下：以解表通里为主的防风通圣散：防风、川芎、当归、芍药、大黄、薄荷、麻黄、连翘、芒硝、石膏、黄芩、桔梗、滑石、甘草、荆芥、白术、山栀子；表里双解的双解散：通圣散、益元散、生姜、豆豉、葱白；发汗

祛风的浮萍散：浮萍、荆芥、川芎、甘草、麻黄、当归、芍药；发表透疹
的升麻汤：升麻、葛根、芍药、甘草；发汗解表的麻黄汤：麻黄、官桂、
甘草、杏仁；发表解肌的桂枝汤：桂枝、茯苓、芍药、甘草。除上述六首
汗剂外，张子和还认为当归散子、大柴胡汤、小柴胡汤、柴胡饮子、辛凉、
苦寒之药辨证施用亦可发汗。

　　汗法使用的中药有 40 味，按照药性可分为：辛而温者：荆芥、香白
芷、陈皮、半夏、细辛、苍术；辛而大热之品：蜀椒、胡椒、茱萸、大蒜；
辛而微温药：生姜；辛而平者：天麻、葱白；辛、苦、温药：青皮、薄荷；
甘、温之药：麻黄、人参、大枣；甘而平者：葛根、赤茯苓；甘而寒者：
桑白皮；甘辛而温者：防风、当归；甘辛而大热者：附子、官桂、桂枝；
苦而温者：厚朴；苦而微温者：桔梗；苦而寒者：黄芩、知母、枳实、地
骨皮；苦而微寒者：前胡、柴胡；苦辛而微温者：羌活；苦甘且平者：升
麻；酸而微寒者：芍药；辛酸而寒者：浮萍；辛而且苦者：防己、秦艽。

　　（4）汗法宜忌

　　张子和指出，发汗不可太过，"凡发汗欲周身漐漐然，不欲如水淋漓，
欲令手足俱周遍，汗出一、二时为佳"；还强调要掌握发汗的时间，言"大
法春夏宜汗"，因为春夏阳气在外，人气亦在外，邪气亦在外，故宜发汗。
"设若秋冬得春夏之病"亦当发汗，"但春夏易汗而秋冬难耳"。

　　张子和指出，"若汗暴出，邪气多不出"，此时则当"重发汗"，如此
则易"使人亡阳"，所以发汗当"中病则止，不必尽剂"；当汗之时，宜详
时之寒暑，用衾衣之厚薄，禁沐浴之火炕重被、热粥燔针；当汗之时，宜
详解脉之迟数，用辛凉之剂，禁妄用热药；大汗之后，禁杂食嗜欲，忧思
作劳。

　　（5）其他方法

　　张子和认为具有发表、发散治疗特点之方法，均谓之汗法，可谓创见。

因此，除用口服发散药物以外，还提出灸、蒸、熏、渫、洗、熨、烙、针刺、砭射（砭石）、导引、按摩，凡解表者，皆汗法也，并广泛应用于临床。如，熏渍法，在《儒门事亲·卷二·凡在表者皆可汗式》中记载："烧地布桃叶蒸之，大汗立愈"，"作防风汤数斛，置于床下，气如烟雾，如其言，遂愈能言。此皆前人用之有验者。"又如导引法，"华元化之虎、鹿、熊、猿、鸟五禽之戏，使汗出如敷粉，百疾皆除。"或"于一闲处用之。教病人盘脚而坐，次用两手交十指攀脑后风池、风府。二穴乃是风门也。向前叩首，几至于地，如此连点一百二十数。急以葱醋粥辛辣汤投之，汗出立解。"（《儒门事亲·卷四·治病百法一·解利伤寒》）

此外，张子和认为"血汗同源"，"出血"亦为"汗法"。二者名虽异而实同，认为出血较发汗收效更捷，且能治发汗不能治的疾病。其运用出血疗法，主要治上部疾病，血行壅滞而属热者，如目暴赤肿，咽肿喉痹，重舌木舌，头风，头痛，腰脊强，年少头发早白、脱落或白屑。另外，阴囊燥痒、湿癣之由于肝经血热壅滞者，亦可使用出血疗法。此外，雷头风、面肿风、小儿赤瘤丹肿等，则又配合发汗、敷药等方法。

2.吐法

（1）吐法使用原则

张子和提出，"凡在上者，皆宜吐之"。吐法早在《内经》中就有论述。《素问·阴阳应象大论》云："其高者，因而越之"，便指吐法而言。张仲景《伤寒论》中，以葱根白豆豉汤，以吐头痛；栀子厚朴汤，以吐懊恼；瓜蒂散，以吐伤寒六七日，因下后腹满无汗而喘者。上述《伤寒论》治法，是张子和运用吐法治方的由来。唐代《千金方》中以三圣散吐以治疗发狂。宋代《圣济总录·卷第四·治法》记载采用吐法治疗宿食、痰疟、食毒忤气、肺痈酒疸等上焦壅滞邪实之证。如"病在胸中，上焦气壅，必因其高而越之。所以去邪实而导正气也。况上脘之病，上而未下，务在速去。不涌而出之，则深入肠胃，播传诸经，可胜治哉。故若宿食有可吐者，未入于肠胃者也；痰疟有可吐者，停蓄于胸膈者也；食毒忤气可吐者，恐其邪久而滋甚也；肺痈酒疸可吐者，为其胸满而心闷也。大抵胸中邪实，攻之不能散，达之不能通，必以酸苦之药涌之。故得胃气不伤而病易以愈。"张子和提出吐法的使用原则，即"凡在上者，皆宜吐之"。认为"自胸以上，大满大实，痰如胶粥，微丸微散，皆儿戏也，非吐，病安能出？仲景之言曰：大法春宜吐。盖春时阳气在上，人气与邪气亦在上，故宜吐也"（《儒门事亲·卷二·凡在上者皆可吐式》）。

张子和吐法的作用机理在于宣发气机，通过宣发而促进肃降，气机升降出入得以正常，病邪可随之排出体外。另外，吐法兼有发汗的作用，是因涌吐使上焦气机宣畅，玄府得以开通。"上涌而表汗自出"，"吐法兼汗，良以此夫"。可见，张子和重视吐法的作用，对伤寒温病表证、黄疸、风寒湿痹、膏淋、石淋、郁证等，均先使用吐法，然后才用汗、下法。

（2）吐法适应证

张子和认为，凡在上焦之病变，皆可采用吐法。其采用引吐方法，治疗宿食在上脘及中暍、酒疸等证。凡病位在胸脘或上脘以上，如痰涎，内、外伤头痛，停食，水饮，瘀血，酒积，以及风、热邪浊为病，皆因势利导，使之从上涌出。其在临床上，采用吐法治疗四十余种病证，凡胸膈以上的病证都有所用。其中既有外感，又有内伤，还有中风、痰厥等急症。

张子和除用口服催吐药物外，又发明引涎、漉涎、嚏气、追泪等法，并用于临床。如引涎法，用药物或物理性刺激使之吐，往往先给病人酸盐水喝，然后用头发或鸡羽在咽部探吐，使邪从口中吐出；漉涎法，即鼻饲法，使药物从鼻进入胃肠，然后使邪从口中吐出。多以三圣散治中风、不省人事；嚏气法，以物理性或药物性刺激，如以鸡羽等物探入鼻窍，使病人取嚏，以祛邪外出；追泪法，即是催泪，如以烟熏等法促其流泪，使邪从泪解。多用于目疾，常以锭子药（栓剂），如用流泪法治风热壅塞、暴发火眼，往往骤效。

（3）吐法所用方药

伤寒杂病凡邪气在上，皆宜吐之。张子和用吐法，方药众多。如瓜蒂散治疗外感头痛；葱白豆豉汤，治疗杂病头痛；瓜蒂加茶末少许吐痰滞宿食；瓜蒂加全蝎梢吐两胁肋刺痛，濯濯水声者。以药物而言，又有栀子、黄连、苦参、大黄、黄芩、郁金、常山、远志等三十六味，其中"惟常山、胆矾、瓜蒂有小毒，藜芦、芫花、轻粉、乌附尖有大毒，外二十六味，皆吐药之无毒者"（《儒门事亲·卷二·凡在上者皆可吐式》），均可审证择用。吐前，医患相互信任，不听、不信流言，标本相得，审明经络，脏腑气血，病邪体质，分清主次。

张子和常用的涌吐方，在《儒门事亲》"三法六门"中列9首。具体方药组成如下：以涌吐风痰为主的三圣散：防风、瓜蒂、藜芦，广泛用于风、痰、厥诸证及邪实体壮需涌越者；涌吐力平和的瓜蒂散：瓜蒂、赤小豆、人参、甘草；用于引涎开窍通关的稀涎散：猪牙皂角、绿矾、藜芦；涌吐作用最小的蔚金散：蔚金、滑石、川芎，用时配合撩痰法，常用于风寒痹痛且手足麻木不仁者，此方开启玄府，疏风除湿；茶调散：瓜蒂、好茶，多用于头目诸疾及内有郁热者，治疗黄疸、口臭、酒食等病；独圣散又名苦丁香散：瓜蒂一味，多用于体质较弱需涌吐者；碧云散：胆矾、铜青、粉霜、轻粉，专用于小儿惊搐；常山散：常山、甘草，治疗胸膈痰厥气上冲的厥头痛；青黛散：猪牙皂角、玄胡索、青黛，用法为灌鼻取涎，属于漉涎方。

吐法使用的中药有36味，按照药性可分为：具有苦寒之性的药物有豆豉、瓜蒂、茶末、栀子、黄连、苦参、大黄、黄芩；辛苦而寒的药物有郁金、常山、藜芦；甘苦而寒的药物有地黄汁；苦而温的药物有木香、远志、厚朴；辛苦而温的药物有薄荷、芫花；辛而温的药物有谷精草、葱根须；辛而寒的药物有轻粉；辛甘而温的药物有乌头、附子尖；酸而寒的药物有晋矾、绿矾、齑汁；酸而平者，有铜碌；甘酸而平者，有赤小豆；酸而温者，有饭浆；酸辛而寒者，有胆矾；酸而寒者，有青盐、白米饮；辛咸而温者，有皂角；甚咸而寒者，有沧盐；甘而寒者，有牙硝；甘而微温且寒者，有参芦头；甘辛而热者，有蝎梢。其中，常山、胆矾、瓜蒂有小毒，藜芦、芫花、轻粉、乌附尖有大毒，外二十六味，皆吐药之无毒者。

（4）吐法服药方法

张子和采用涌吐药的原则主要体现在以下三点：一是药物要少量多次服用，使胃中药量逐渐增多，防止过量，以邪尽为度。"先宜少进，不涌旋加"；"中病则止，不必尽剂，过则伤人。"二是服用涌吐药前，可先"以齑汁投之"，然后服药，再行探吐，能产生较好的催吐作用。三是要因人制宜，根据病人体质的强弱采用不同的催吐强度。"强者可一吐而安，弱者可作三次吐之，庶无损也。"

（5）吐法探吐方法

张子和采用吐法，必辅以探吐的手段和方法，多用钗股、鸡羽等探引，因势利导；若探吐不出，则"以齑汁投之，投之不吐，再投之，且投且探，无不出者"，至得吐为止。

（6）吐后产生的反应及处理方法

张子和认为，"涌后有顿快者，有徐快者，有反闭闷者，病未尽也；有反热者，不可不下也。大抵三日后无不快者。"若吐后自觉昏眩者，应静卧休息，观其变化；昏眩甚者，可饮冰水或新汲水立解。吐后如感觉口渴，可饮冰水、新水、瓜、梨、柿及凉品。若服药后吐不止，可服他药以解之。如服瓜蒂吐者用麝香汤以解之；服藜芦吐者用葱白汤以解之；服石药吐者用甘草、贯众以解之；服诸草木吐者用麝香以解之。

（7）吐法使用宜忌

张子和指出，运用吐法治疗时，需注意患者精神状态。他使用吐法攻邪时，特别注意患者的精神状况，明确提出以下两种情况应禁止使用吐法。一是禁用吐法的病人。《儒门事亲·卷二·凡在上者皆可吐式》载："故性行刚暴，好怒喜淫之人，不可吐；左右多嘈杂之言，不可吐；病人颇读医书，实非深解者，不可吐；主病者不能辨邪正之说；病人无正性，妄言妄从，反复不定者，不可吐。"张子和的意思是，对性格刚暴的火形之人，对嘈杂的环境已影响到患者的情绪，对于医学一知半解，意志薄弱，易接受别人不良暗示的人，不宜使用吐法；不易与医生催吐很好地配合，则应慎用或禁用吐法。二是禁用吐法的病证，包括病势危急，老弱气衰者；自吐不止，亡阳血虚者；诸种血证，如吐血、呕血、咯血、嗽血、崩血失血者。

另外，张子和还对使用吐法之后的注意事项也进行了较为详细的说明，包括：涌吐之后，禁贪食过饱硬物、干脯难化之物；禁房劳、大忧、悲思。

《儒门事亲》中所用涌吐药36味，载方9首，分别为：三圣散、瓜蒂散、稀涎散、蔚金散、茶调散、独圣散、碧云散、常山散、青黛散。在《儒门事亲》卷四、五、六、七、八论病230余种，其中采用吐法的达90种之多，且方药亦较多。由于吐法禁忌及副作用较多，后世对吐法未见深入研究，临床亦少应用。吐法本是治疗急症、重症、杂症的重要方法之一，但现在常用于过食、过饮、食物中毒等证。张子和用吐法可以治疗四十余种病证，既有外感，也有内伤，还有中风、痰厥等急证，因此吐法仍有广泛的应用价值，值得加以探讨。

3. 下法

（1）下法使用原则

张子和提出，"凡在下者，皆可下之"。下法最早见于《黄帝内经》，如"其下者，引而竭之；中满者，泻之于内；其实者，散而泻之"（《素问·阴阳应象大论》)。此言病在下者，采用疏泄的方法以竭其邪气；中满，指气阻滞于内而胸腹胀满；泻，是指调利其气，使胀闷消失。即谓病位在中下焦之有形者，可以因势利导，逐引邪气从前后二阴出之。《素问·热论》："其满三日者，可泄而已。"可见《内经》亦认为"下法"的适应证包括中满里热等。《素问·宝命全形论》："今末世之刺也，虚者实之，满者泄之，此皆众工所共知也。"《素问·至真要大论》："燥淫于内，治以苦温，佐以甘辛，以苦下之。"此言阳明司天燥淫所胜之病，以苦温之药平其胜气，以酸辛之药为佐，以苦味药下其燥结。燥为金气，火能胜之，故平以苦温。以酸泻木而补金，以辛泻金而补火，故为之佐。苦则泻下燥结。《素问·至真要大论》："阳明之复，治以辛温，佐以苦甘，以苦泄之，以苦下之，以酸补之。"此言阳明复气所致之病，用辛温药主治，以苦甘药为佐，用苦药泄之、下之，用酸药补虚。《伤寒论》中，不仅从理论上对下法做了阐述，而且有了具体方剂，如用大承气汤、小承气汤、调胃承气汤攻下，治疗阳明腑实证。金元时期，刘完素攻下热结采用三一承气汤。

张子和提出"凡下行者，皆下法也"，把催生下乳、磨积逐水、破经泄气，归纳为下法。提出"寒湿痼冷，热客下焦"皆可用下法的原则。对于胃肠之病，尤其是脾胃方面的实邪，下法用之最宜。张子和提出：《内经》曰：脾为之使，胃为之市。人之食饮酸咸甘苦百种之味，杂凑于此，壅而不行，荡其旧而新之，亦脾胃之所望也。"(《儒门事亲·卷二·凡在下者皆可下式》)此言脾主运化，胃主消磨，总以通畅为贵。在方药选择方面，寒药泻下首选调胃承气汤，称之为"泄热之上药"，以及大小桃仁承气汤、陷胸汤、大柴胡汤。又如，"八正散泄热兼利小溲，洗心散抽热兼治头目，黄连解毒散治内外上下蓄热而不泄者。"(《儒门事亲·卷二·凡在下者皆可下式》) 张子和提出的下法不是单纯的泻下，较《内经》与《伤寒论》，有了更为广泛的范围、含义及内容。

（2）下法适应证

张子和认为，凡宿食在胃下脘，皆可下之。"大人小儿，一切所伤之物在胃脘，如两手脉迟而滑者，内实也，宜下之"（《儒门事亲·卷二·凡在下者皆可下式》）。提出下法的适应证主要有以下七种：第一，伤寒大汗后，因劳累过度疾病反复发作，热气不尽者，可下；第二，杂病腹中满痛不止者，此为内实，可下；第三，伤寒大汗之后，发热、脉沉实，及寒热往来，时时有涎嗽者，可下；第四，目黄、九疸、食劳、腰脚胯痛；第五，瘴气贼魅、虫毒、蜚尸鬼击、冲薄坠堕、风寒暑湿、斫射剥割、撞扑之类；第六，落马堕井、打扑闪肭损折、汤沃火烧、车碾犬伤、肿发燃痛、日夜号泣不止者；第七，杖疮发作肿痛，燃及上下，语言错乱，时时呕吐者。

（3）下法所用方药

《儒门事亲》记载攻下之方33首，分别采用寒下、凉下、温下、热下、调中攻下之剂，其中寒凉之剂占多数。从方剂的功效角度，有具备"通便、逐水、泻实、下积"等功效的方剂，总以辨证其或为热实，或为水实，或为痰实，或为湿积，或为血瘀等之不同，而分别施用。如非实证，则不能任意妄攻。具体方剂包括：导水丸、禹功散、通经散、神佑丸、琥珀丸、益胃散、大承气汤、小承气汤、调胃承气汤、桃仁承气汤、玉井散、水煮桃红丸、无忧散、泄水丸、牛黄通膈丸、四生丸、内托散、藏用丸、神芎丸、进食丸、牛黄白术丸、玉烛散、三和汤、丁香化癖散、抵当汤、抵当丸、十枣汤、除湿丹、利膈丸、三一承气汤、大陷胸汤、小陷胸汤、握宣丸。所著《儒门事亲》卷四、五、六、七、八中论病230余种，其中采用下法的达80余种之多，且方药亦较多。现代中医临床上，也多有适于下法治疗的疑难杂症，但应用时需要严格掌握使用剂量、时间，还要根据病人的不同情况及病情缓急酌情使用。

①从药性角度分类

寒下之剂包括：大承气汤（大黄、芒硝、枳实、厚朴）、小承气汤（大黄、厚朴、枳实）、调胃承气汤（大黄、炙甘草、朴硝）、桃仁承气汤（桃仁、官桂、甘草、芒硝）、大陷胸汤（大黄、芒硝、甘遂末）、小陷胸汤（半夏、黄连、瓜蒌实）、大柴胡汤（柴胡、黄芩、赤芍药、半夏、枳实、大黄）加味、泄水丸（大黄、黄芩、滑石、黑牵牛、芒硝、商陆、大戟、芫花、甘遂、海带、海藻、郁李仁、续随子、樟柳根、大枣）、牛黄通膈丸（黑牵牛、大黄、木通）、三一承气汤（大黄、芒硝、枳实、厚朴、甘草、生姜）等。

凉下之剂包括：八正散（大黄、瞿麦、木通、萹蓄、车前子、甘草、山栀子、滑石、木香）泄热兼利小溲，十枣汤（紫芫花、大戟、甘遂、大枣）泻下诸水，黄连解毒汤（黄连、黄柏、黄芩、大栀子）、泻心散泄热兼治头目，治内外上下蓄热而不泄者，四物汤（川芎、当归、熟地黄、芍药）凉血行经，神芎丸（大黄、黄芩、滑石、黑牵牛、黄连、薄荷、川芎）解上下蓄热而泄者；还有导水丸（大黄、黄芩、滑石、黑牵牛、甘遂、白芥子、朴硝、郁李仁、樟柳根）、四生丸（黑牵牛、大黄、朴硝、皂角）、内托散（大黄、牡蛎、甘草、瓜蒌）、藏用丸（大黄、黄芩、滑石、黑牵牛）、玉烛散（当归、生地黄、川芎、白芍、大黄、芒硝、枳实、厚朴、朴硝）、三和汤（当归、生地黄、川芎、白芍、大黄、朴硝、甘草、山栀子仁、薄荷叶、黄芩、连翘）等。

温下之剂包括：无忧散（黄芪、木通、桑白皮、陈皮、胡椒、白术、木香、牵牛头末、生姜）泻诸积，益胃散（甘遂、獖猪腰子、盐椒、荷叶）、牛黄白术丸（黑牵牛末、大黄、白术、生姜）、丁香化癖散（白丁香、密陀僧、舶上硫黄、硇砂、轻粉）、利膈丸（牵牛、槐角子、木香、青皮、皂角、半夏、生姜）等。

热下之剂包括：煮黄丸、缠金丸、进食丸（牵牛、巴豆）、握宣丸（槟榔、肉桂、干姜、附子、甘遂、良姜、韭子、巴豆、硫黄）等。

②按方剂的功效分类

攻逐水饮之剂：十枣汤（紫芫花、大戟、甘遂、大枣）、禹功散（黑牵牛头末、茴香、生姜）、神佑丸（甘遂、大戟、芫花、黑牵牛）、琥珀丸（甘遂、大戟、芫花、黑牵牛、琥珀）、泄水丸（大黄、黄芩、滑石、黑牵牛、芒硝、商陆、大戟、芫花、甘遂、海带、海藻、郁李仁、续随子、樟柳根、大枣）、玉井散（瓜蒌根、甘遂、麝香）、除湿丹（槟榔、甘遂、威灵仙、赤芍药、泽泻、葶苈、乳香、没药、黑牵牛末、大戟、陈皮）等。

泻实攻积之剂：大承气汤（大黄、厚朴、枳实、芒硝）、小承气汤（大黄、厚朴、枳实）、三一承气汤（大黄、芒硝、枳实、厚朴、甘草、生姜）、调胃承气汤（大黄、炙甘草、朴硝）等。

破血逐瘀之剂：抵当汤（水蛭、虻虫、大黄、桃仁）、抵当丸（虻虫、桃仁、大黄、水蛭）等。

此外，还有利水除湿、解郁散结、泻火解毒、破经通络、下气攻疾、消痈散结等功效的方剂，如水煮桃红丸（黑牵牛头末、瓜蒂末、雄黄、黄酒、麝香）。

张子和下法常用的中药有30味：其中寒凉药占21味，温热药物5味，辛凉药物2味，平性药物2味。具有寒性的药物有戎盐、犀角、沧盐、泽泻、枳实、腻粉、泽漆、杏仁；微寒的药物有猪胆；大寒的药物有牙硝、大黄、瓜蒂、牵牛、苦瓠子、兰汁、牛胆、羊蹄根苗、大戟、甘遂、朴硝、芒硝；具有辛凉之性的药物有猪、羊血；具有温性的药物有槟榔、芫花、石蜜、皂角；热性药物有巴豆；平性药物有郁李仁、桃花萼。其中，牵牛、大戟、芫花、皂角、羊蹄根、苦瓠子、瓜蒂有小毒，巴豆、甘遂、腻粉、杏仁有大毒，其余均无毒。

（4）下法使用宜忌

张子和在运用下法时，善于根据实际情况灵活运用，即因时、因地、因人制宜。

①因时、因人制宜

张子和在论述下法的运用时，特别强调用何药、何剂型、何剂量，皆需根据患者虚实的状况来决定。不同社会地位的人，其体质、发病有异，如备急丸只可用于辛苦劳力、贫食粗辣之人，不可施于住在城内的富贵之人，运用此药泻下时只可泻下五、七次来救急。《儒门事亲·卷二·凡在下者皆可下式》有载："急则用汤，缓则用丸，或以汤送丸，量病之微甚，中病即止，不必尽剂，过则生愆。""至如沉积多年羸劣者，不可便服陡攻之药，可服缠积丹、三棱丸之类。《内经》曰：重者，因而减之。若人年老衰弱，有虚中积聚者，止可五日一服万病无忧散。故凡积年之患，岂可一药而愈？即可减而去之。"

②因地制宜

居住在不同地域的人，其发病与其所处地域有着密不可分的关系。《儒门事亲·卷二·凡在下者皆可下式》记载："况中州之人食杂而不劳者乎！中州土也，兼载四象，木金水火，皆聚此中。故脾胃之病，奈何中州之医，不善扫除仓廪，使陈莝积而不能去也。"

③使用禁忌

洞泄寒中者，不可下，俗谓休息痢也；伤寒脉浮者，不可下；表里俱虚者，不宜下；《内经》中五痤心证，不宜下；厥而唇青，手足冷，寒者，不宜下；小儿内泻，转生慢惊及两目直视，鱼口出气者，不宜下；十二经败甚，不宜下。

（四）寓补于攻的学术特色

早在《内经》时期即已提出药物攻邪，食物补精的思想。《素问·脏气法时论》有云："毒药攻邪，五谷为养，五果为助，五畜为益，五菜为充，气味合而服之，以补益精气。"张子和在《内经》基础上，结合临床经验总结为"夫养生当论食补，治病当论药攻"（《儒门事亲·卷二·推原补法利害非轻说》）。认为"善用药者，使病祛而进五谷者，真得补之道也。"（《儒门事亲·卷一·七方十剂绳墨订》）而对药攻后未尽的病邪，主张"病蠲之后，莫若以五谷养之，五果助之，五畜益之，五菜充之"，（《儒门事亲·卷二·推原补法利害非轻说》）助正气从尽邪，使正气得以恢复。其"寓补于攻、养生当论食补"的学术思想，常常被世人忽视，缺乏深入探讨。但其补法理论确为其学术特色，不仅对临床实践具有广泛的指导意义，而且对后世从饮食入手进行养生保健，即"药补不如食补"的思想，产生了深远的影响。

1. 滥用补法之弊

《儒门事亲·卷二·推原补法利害非轻说》载："以太宗、宪宗高明之资，犹陷于流俗之蔽，为方土燥药所误；以韩昌黎、元微之犹死于小溲不通、水肿。""有服乳石、硫黄，小溲不通；有习气求嗣，而死于精血……乃知诸药而不可久服，但可攻邪，邪去则已。"这就是当时人们片面热衷追求"补"的真实写照，而医界则是"惟庸工之治病，纯补其虚，不敢治其实，举世皆曰平稳，误人而不见其迹……且曰：吾用补药也，何罪焉？病人亦曰：彼以补药补我，彼何罪焉？虽死而亦不知觉。""夫补者人所喜，攻者人所恶，医者与其逆病人之心而不见用，不若顺病人之心而获利也。"（《儒门事亲·卷二·汗下吐三法该尽治病诠》）由于过用补法，会导致变证丛生，或有导致病情危殆甚至死亡的严重后果。"补之所以为害者，如疟，本夏伤于暑，议者以为脾寒而补之，温补之则危，峻补之则死。伤寒热病下之后，若以温辛之药补之，热当复作，甚则不救。泻血，血止之后，若温补之，血复热，小溲不利，或变水肿。霍乱吐泻，本风湿暍合而为之，

温补之则危，峻补之则死。"(《儒门事亲·卷二·推原补法利害非轻说》)

2. 寓补于攻的应用

张子和批驳当时社会上"上而仕宦豪富之家，微而农、商、市、庶之辈，呕而补，吐而补，泄而补，痢而补，疟而补，咳而补，劳而补，产而补"，即过用甘温益气、甘热壮阳药物的温补之风，以温补之法立论的补法思想；明确提出应力戒过补、强补、偏补，防止造成机体阴阳失衡。并根据《内经》"实则泻之，虚则补之"的治则治法理论，在补法的具体运用上，明确提出"阳有余而阴不足，则当损阳而补阴；阴有余而阳不足，则当损阴而补阳"，以达到"因其盛而减之，因其衰而彰之"的目的。也就是说出现热证，就用芒硝大黄一类的寒药，为了"损阳而补阴"；出现寒证，就用干姜附子一类的热药而"损阴而补阳"。

《儒门事亲·卷二·汗下吐三法该尽治病诠》中云："今余论吐汗下三法，先论攻其邪，邪去而元气自复也。""损有余，乃所以补其不足也。"以攻为补，平之即补，这是张子和补法的重要观点。他认为凡是有邪之人，应把祛邪作为治疗的第一要义。否则，"以补剂补之，真气未胜而邪气已交驰横骛而不可制矣"(《儒门事亲·卷二·汗下吐三法该尽治病诠》)。如此邪去则正安，实则是扶正的一个积极措施。因此，强调"攻即是补"。张子和更是将此思想普遍应用于临床，如《儒门事亲·卷五·小产》载其应用通经散泻下以调治小产；《儒门事亲·卷五·大产》用导水丸、禹功散泻下以治疗妇人分娩异常；《儒门事亲·卷六·劳嗽》用涌泄之法治疗劳嗽等，均取得了较好的疗效。张子和还强调，补法不应局限于温补。明确提出："言补之法，大抵有余者损之，不足者补之，是则补之义也。"(《儒门事亲·卷三·补论》)认为补法应是补其不足，补偏救弊，达到人体阴阳气血、脏腑经络平衡的目的。

（1）先攻后补

张子和主张，治病应"先论攻其邪，邪去而元气自复也"。"良工之治病者，先治其实，后治其虚"（《儒门事亲·卷二·汗下吐三法该尽治病诠》）。强调通过祛邪而达到扶正的目的，攻邪之中蕴含补虚之意，所谓"医之道，损有余，乃所以补其不足也"。《儒门事亲·卷二·推原补法利害非轻说》提出："余用补法则不然，取其气之偏胜者，其不胜者自平矣。"在其应用下法时，明确提出"大积大聚、大病大秘、大涸大坚，下药乃补药也"。明确了寓补于攻的学术思想。例如，对于那些积聚陈莝于中，留结寒热于内的邪实在身之人，认为逐邪祛积，即相当于扶助正气。言"陈莝去而肠胃洁，癥瘕尽而荣卫昌，不补之中，有真补者存焉。"正所谓"泻法兼补法"，"下之中自有补"（《儒门事亲·卷二·凡在下者皆可下式》）。

（2）攻补兼施

张子和在临床上精于辨证，对于虚实夹杂的病人，采用补法与攻法并用。他特别推崇"良工"治病"先治其实，后治其虚"（《儒门事亲·卷二·汗下吐三法该尽治病诠》）。只有先通过攻邪，使邪气祛除，气血恢复通畅之时，再施用补法，才能起到效果。《儒门事亲·卷二·推原补法利害非轻说》云："余虽用补，未尝不以攻药居其先，何也？盖邪未去而不可言补，补之则适足资寇。"明确提出对虚实夹杂之证，多采用先攻后补之法治之的原则。如《儒门事亲·卷五·妇人月事沉滞》，载其先用桃仁承气汤加当归攻之，后用四物汤补之；《儒门事亲·卷五·经血暴下》用黄连解毒汤清上，后用四物汤加玄胡散补之；《儒门事亲·卷六·产前喘》载用清上泄下的凉膈散与补气养血的四物汤合用治疗的案例，均取得满意的疗效。

张子和常用的方剂中，有不少是属于攻补兼施的。如玉烛散由四物汤、承气汤、朴硝各等份组成；无忧散由益气健脾的黄芪、白术与行气逐水的木通、桑白皮、陈皮、胡椒、木香、牵牛子组成；人参散由人参、石膏、滑石、寒水石、甘草组成；神功丸由人参、大黄、诃子皮、麻子仁组成；三和汤由四物汤、凉膈散、当归各等份组成；柴胡饮子由柴胡、人参、当归、白芍、黄芩、大黄、甘草组成，等等。

3. 补法的应用

（1）补法有六

张子和认为，补法约有六种："平补、峻补、温补、寒补、筋力之补、房室之补"。药物以人参、黄芪之类为平补，以附子、硫磺之类为峻补，以豆蔻、官桂之类为温补，以天门冬、五加皮之类为寒补，以巴戟、肉苁蓉之类为筋力之补，以石燕、海马、起石、丹砂之类为房室之补。强调补法的使用是要在邪去后，机体处于相对平衡稳定的基础上才予以应用。同时，明确提出补法选择不当，则变证遂生，邪未去而言补则闭门留寇。至于疾病蠲除之后，则可投补药以养正。

（2）补法所用方药

张子和创立的攻补兼施的代表方玉烛散，具有养血清热，泻积通便作用。该方由当归、川芎、熟地黄、白芍、大黄、芒硝、甘草组成，是将有补血养血作用的四物汤和攻下热结作用的大承气汤合方而成，体现了张子和寓补于攻的补法思想。其反对滥用补法，提倡针对具体病情适当运用补法方剂。如著名补益方"无比山药丸"，"夫病人多日虚损无力，补之以无比山药丸则愈矣"（《儒门事亲·卷四·虚损》）。该方由干山药、肉苁蓉、五味子、菟丝子、杜仲、牛膝、泽泻、熟地黄、山茱萸、茯苓、巴戟天、赤石脂组成，补肾益脾，补而不燥。

常用的补益方剂，还有胃风汤（人参、茯苓、川芎、官桂、当归、芍药、白术、粟米）、四逆汤（甘草、干姜、附子）、理中丸（人参、白术、干姜、炙甘草、炮附子），治疗久泻不止的养脾丸（炮干姜、缩砂仁、茯苓、人参、麦芽、白术、炒甘草）、四物汤（川芎、当归、熟地黄、芍药）、养血调经的当归散（当归、白芍、炒香附）、当归丸（当归、香附子、杜蒺藜、白芍）、定志丸（柏子仁、人参、茯苓、远志、茯神、酸枣仁）、治疗产后虚劳的三分散（白术、茯苓、黄芪、川芎、芍药、当归、熟地黄、干地黄、柴胡、人参、黄芩、半夏、炙甘草）、具有乌髭注颜、明目延年作用的不老丹（苍术、何首乌、地骨皮、桑椹汁）、四仙丹〔杞（春甲乙采杞叶，夏丙丁采花，秋庚辛采子，冬壬癸采根皮）〕、具有补虚养生作用的天真丸（威灵仙、当归、缩砂、莲子肉、干地黄、广茂、甘草、牡丹皮、牛膝、木香、白术、白茯苓）、辟谷方（大豆、大麻子、糯米、白茯苓）、保命丹（人参、麻子仁、干地黄、瓜蒌子、菟丝子、生地黄、干大枣、大豆黄、黑附子、白茯苓、茯神、地骨皮、蔓荆子、杏仁、麦门冬、地肤子、黍米、粳米、白糯米、天门冬、车前子、侧柏叶）、具有平补脾胃作用的茯苓饼子（白茯苓、头白面）等。张子和学术思想还受到刘完素的影响，其补法常用方剂擅用刘完素治疗消渴病常用的人参白术散（人参、白术、当归、芍药、大黄、山栀子、泽泻、连翘、瓜蒌根、干葛、茯苓、官桂、木香、藿香、寒水石、甘草、石膏、滑石、盆硝、生姜）、治疗一切邪热变化，真阴损虚的人参散（石膏、寒水石、滑石、甘草、人参）等。

（3）食补

张子和提出"养生当论食补"，主张常以谷、肉、果、菜补益养生，尤其重视病人的胃气，主张补虚调养首重食补。认为"善用药者，使病者而进五谷者，真得补之道也"。"故病蠲之后，莫若以五谷养之，五果助之，五畜益之，五菜充之，相五脏所宜，毋使偏倾可也"（《儒门事亲·卷二·推原补法利害非轻说》）。另外，张子和主张食补，对于药攻后未尽的病邪，则提倡进食米粥素净之品，助正气以尽邪，亦即《内经》"食养尽之"之谓。关于病蠲后以"五"补之，可谓是张子和对补法的独到见解。

强调食物补养正气的重要作用，提出"精血不足，当补之以食"，主张以谷、肉、果、菜补益养生，把药物与食物结合起来治疗虚证。食物无药物偏胜之弊，又能护胃气，和血脉，以应五脏之需，达到补益精气，调和脏腑的目的。但张子和强调正确选用食补食养之品而不可滥用。明确指出："相五脏所宜，毋使偏倾可也。""五味调和，则可补精益气也……五味贵和，不可偏胜。"

食养之品主要包括以下五类：第一类，谷类：白米、小麦、陈粟米、大麦、荞面、粳米、大豆、赤小豆、糯米、黑豆、白扁豆、绿豆、酸浆水，以及制品。第二类，果类：西瓜、甜瓜、柿、梨、桃、杏、核桃、桑椹、栗、枣、芝麻，以及干果。第三类，畜类：猪、羊类各种食品，鸡卵、咸鱼、牛乳、蚕茧等。第四类，菜类：葵菜、藕汁、菠菜、冬瓜、海带、马齿苋、姜、大蒜、胡荽、芥末、葱、椒等。第五类，日常调味之品：醋、酒、茶、盐、蜜等。另外，尚有河水、新水、冰雪水等。

总之，张子和认为药补不如食补，对补养正气推崇食补，主张"养生当论食补"；尤其注重病人的胃气，认为"善用药者，使病祛而进五谷者，真得补之道也"；对药攻后未尽的病邪，主张"病蠲之后，莫若以五谷养之，五果助之，五畜益之，五菜充之"，助正气以尽邪，使正气得以恢复。这对后世"药补不如食补"的理论发展和临床运用，具有深远的影响。

4. 补法使用宜忌

张子和强调运用补法有三个原则：第一，邪未去不言补。《儒门事亲·卷一·七方十剂绳墨订》："若大邪未去，方满方闷，心火方实，肾水方耗，而骤言鹿茸、附子，庸讵知其所谓补剂者乎！"第二，戒用燥热之药补之。如《儒门事亲·卷二·推原补法利害非轻说》："《经》云：损者补之，劳者温之。此温乃温存之温也，岂以温为热哉！"第三，是凡药皆有偏胜，不可久服。强调用药补之，以平为期，病去则药止，而不能常服久用。认为"凡药有毒也，非止大毒、小毒谓之毒，虽甘草、人参，不可不谓之毒，久服必有偏胜。气增而久，夭之由也"(《儒门事亲·卷二·推原补法利害非轻说》)。

现代以来，随着生活水平的提高，饮食多膏粱厚味，人们多以补药为恃。此流弊与张子和所处时代极为相似，正如其所云："予考诸经，检诸方，试为天下好补者言之。夫人之好补，则有无病而补者，有有病而补者。"(儒门事亲·卷三·补论)张子和由此提出应适应五脏特性而灵活使用补剂，反对滥用温补之药。如反对将适宜"衰老下脱之人"的"山药丸、鹿茸丸之补剂"用于"少年之人"。提出以攻为补的思想，如"阴虚则补以大黄、硝石"，指的是阴实所致的津液亏损者。同时重视中焦脾胃功能，认为补中焦脾胃为真补之道。其以攻为补，以通为补，以平为补，寓补于攻的思想，在现代疾病治疗中仍具有十分重要的意义，提倡食补的思想对现代养生实践也具有重要的指导意义。

总之，张子和的"补法"理论，强调以平为期，气血流通平衡为要，注重辨证施补。在《内经》基础上，赋予"补法"新的内容，根据其寓补于攻——"不补之中有真补存焉"的学术思想，提出了按照药物药性补五脏之"五补"即"辛补肝，咸补心，甘补肾，酸补脾，苦补肺，若此之补，乃所以发腠理，致津液，通血气"。认为"补法"应顺应脏腑之性，按照同气相求之理，咸入肾为补，用甘味以畅其用，其理论丰富了"补法"的内涵。

（五）以情胜情五志相胜法

张子和认为，除了外在自然界六淫邪气致人生病，人的情志也是导致人体发病的重要因素，因此提出"九气感惑论"，并强调情志对疾病诊断和预后的影响，在"九气"及"七情"的病因、病机、诊断及治疗上有独特见解，扩大了情志疗法治疗中医心身疾病的应用范围。在疾病治疗中，张子和重视情志因素。有学者统计《儒门事亲》记载医案 236 例（男 145 例，

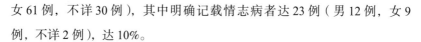

女61例，不详30例），其中明确记载情志病者达23例（男12例，女9例，不详2例），达10%。

1. 九气感惑的情志病变

《内经》认为不同情志所致气机变化不同。如《素问·举痛论》载："百病皆生于气，怒则气上，喜则气缓，恐则气下，悲则气消，思则气结，惊则气乱。"据此，《内经》明确提出了情志相胜之法治疗疾病，开创了从气机角度认识情志作用机理的先河。如《素问·五运行大论》有相关记载，"怒伤肝，悲胜怒"；"喜伤心，恐胜喜"；"思伤脾，怒胜思"；"忧伤肺，喜胜忧"；"恐伤肾，思胜恐"。《素问·至真要大论》中还有"惊者平之"的记载。

张子和深受《内经》情志疗法的影响，在《儒门事亲·卷三·九气感疾更相为治衍》中，对"九气"概念进行了发挥，对"寒、热"之外的七情致病进行了深入的阐释，同时也是对《内经》五行理论的发挥。其云："所谓九者，怒、喜、悲、恐、寒、暑、惊、思、劳也。怒则气逆，甚则呕血及飧泄，故气逆上矣……喜则气和志达，荣卫通利，故气缓矣。悲则心系急，肺布叶举而上焦不通，荣卫不散，热气在中，故气消矣。恐则精却，却则上焦闭，闭则气还，还则下焦胀，故气不行矣……寒则腠理闭，气不行，故气收矣……热则腠理开发，荣卫大通，津液外渗，汗大出。惊则心无所依，神无所归，虑无所定，故气乱矣。劳则喘息汗出，内外皆越，故气耗矣……思则心有所存，神有所归，正气留而不行，故气结矣。"张子和在《内经》基础上对情志所致疾病进行了发挥，不仅对"怒、喜、悲、恐、寒、暑、惊、思、劳"九气归纳了病证，还阐发了病机。另外，张子和论"五积"时，谈到"心之积，名曰伏梁，起于脐，大如臂，上至心下，久不已，令人病烦心"。（《儒门事亲·卷三·五积六聚治同郁断》）。又云："且积之成也，或因暴怒、喜、悲、思、恐之气"。

2. 情志因素与体质相关

张子和在治疗疾病时，强调人的情志状态对疾病的影响有差异。如其在《儒门事亲·卷一·过爱小儿反害小儿说》中，强调由于人社会地位、经济地位的不同，情志状态及对疾病的影响会有明显的差异。家境贫寒人家的小儿，欲望虽然得不到满足，但很少发怒，因而得肝病比较少；而富贵人家娇生惯养的小儿，欲望常常容易得到满足，稍微不如意就会发怒，经常发怒得肝病的几率就较多。如其所云："贫家之子，不得纵其欲，虽不如意而不敢怒，怒少则肝病少；富家之子，得纵其欲，稍不如意则怒多，怒多则肝病多矣！"据此，他提出临床治疗时应考虑小儿生长的家庭状况对情志状态的影响而有针对性地治疗，则可取得满意疗效。即"善治小儿者，当察其贫富贵贱治之"。

3. 情志因素所致疾病

张子和根据《内经》七情致病理论，对"九气感惑"的病因、病机、致病特点进行了详细的阐释与发挥。认为七情交战于人体，导致气机紊乱，可变生多种病证，强调七情因素致病常内伤五脏，耗伤精、气、神。如喜乐者则"神惮散而不藏"，"是故怵惕思虑则伤神"，盛怒者则"神迷惑而不治"，愁忧者则"气闭塞而不行"，恐惧者则"神荡惮而不收"。如病情进一步发展，可伤及五脏之精。其云："五脏藏精者也，不可伤。伤则失守而阴虚，虚则无力，无力则死矣"（《儒门事亲·卷三·九气感疾更相为治衍》）。

在《儒门事亲·卷三·九气感疾更相为治衍》中，张子和根据其临床经验，总结出因情志不遂所致之病六十余种，皆由"悲哀动中者，竭绝而失生；喜乐者，神惮散而不藏；愁忧者，气闭塞而不行；盛怒者，神迷惑而不治；恐惧者，神荡惮而不收。"（《灵枢·本神》）所致。而这些因情志所致之病，却非单以药石所能解之，必以情治之，方可缓解。如暴怒引起煎厥、呕血、飧泄、阳厥、薄厥、胁痛、胸满、食则气逆、烦心、喘、渴、肥气、消瘅、目暴盲、耳暴闭、痈疽、筋解；过喜所致的狂、笑不休、阳气不收、毛发焦、内病等；过度悲哀形成的阴缩、肌痹、筋挛、脉痿、目昏、男为溲血、女为血崩、酸鼻辛频、少气不足以息、为泣、臂麻等；过度受惊产生的口呿、潮涎、目瞏、痴痫、僵仆、不省人事、痛痹；过度恐惧产生的破䐃脱肉、暴下绿水、骨酸痿厥、面热肤急、阴痿、惧、脱颐等；过度辛劳产生咽噎病，喘促、溲血、腰痛、骨痿、肺鸣、高骨坏、阴痿、唾血、暝视、耳闭、男为少精、女为不月；思虑过度出现的嗜卧、昏瞀、不眠、中痞、咽嗌不利、三焦闭塞、胆瘅呕苦、白淫、不嗜食、筋痿等。

4. 情志疗法的应用

张子和法宗《内经》，认为情志变化有怒、喜、悲、忧、思、恐、惊之不同，尤其喜、怒、思、悲、恐五者，推衍五行，分属于火、木、土、金、水，它们是人体正常生理的反映。这些情志的变化，如能合理调节，则有助于人体的健康。《儒门事亲·卷三·九气感疾更相为治衍》，基于《内经》养生理论，强调"智者，知养生也，必顺四时而适寒暑，和喜怒而安居处……如是则辟邪不至，而长生久视也。"因此，根据《内经》"五行相胜"之法，将《内经》提出的"悲胜怒、恐胜喜、怒胜思、喜胜忧、思胜恐"的情志相胜理论，转化为可操作的治疗方法，即运用"情志相胜"，即以情胜情的疗法而达到治疗的目的。张子和提出："悲可以治怒，以怆恻苦楚之言感之；喜可以治悲，以谑浪亵狎之言娱之；恐可以治喜，以恐惧死亡之言怖之；怒可以治思，以污辱欺罔之言触之；思可以治恐，以虑彼志此之言夺之。凡此五者，必诡诈谲怪，无所不至，然后可以动人耳目，易人听视。"（《儒门事亲·卷三·九气感疾更相为治衍》）又云："惟逸可以治劳。《经》曰：劳者温之。温，谓温存而养之。今之医者，以温为温之药，差之久矣。岐伯曰：以平为期，亦谓休息之也。"（《儒门事亲·卷三·九气感疾更相为治衍》）"惟习可以治惊。《经》曰：惊者平之。平，谓平常也。夫惊

以其忽然而遇之也，使习见习闻则不惊矣。"(《儒门事亲·卷三·九气感疾
更相为治衍》)

临床应用时，张子和则强调医生为主体的治疗效果，强化医生熟练掌
握以情胜情疗法。认为运用"五志相胜疗法"的时候，医生应熟练掌握此
法方可使用，否则常常会因为使用不当，导致不良的后果。故《儒门事
亲·卷三·九气感疾更相为治衍》强调说："凡此五者，必诡诈谲怪，无所
不至，然后可以动人耳目，易人听视。若胸中无材器之人，亦不能用此五
法也。""夫医贵有才，若无才，何足应变无穷？"

（六）药邪致病论

张子和提出"药邪"为致病因素的思想来源于《内经》。《素问·五常
政大论》有云："病有久新，方有大小，有毒无毒，固宜常制矣。大毒治病，
十去其六；常毒治病，十去其七；小毒治病，十去其八；无毒治病，十去
其九；谷肉果菜，食养尽之，无使过之，伤其正也。"《内经》中即已强调
了药物作用的两个方面，而且指出药物毒性有大毒、常毒、小毒之别，毒
性大小即已经说明了药物本身是有毒性的，需要严格控制使用量，即使无
毒药物也不必尽剂。否则，用之过久会伤及人体正气而致病。

其后，《诸病源候论》在《内经》基础上，强调药物配伍时，其剂量
是有限度的，不可随意使用，否则会导致其他严重的疾病。如《诸病源候
论·卷二十六·服药失度候》中载："凡合和汤药，自有限制，至于圭、铢、
分、两，不可乖违；若增加失宜，便生他疾。其为病也，令人吐下不已，
呕逆而闷乱，手足厥冷，腹痛转筋，久不以药解之，亦能致死。"宋代《圣
济总录·卷第一百四十六·杂疗门》专列"中药毒"一项，其中不仅包括
金石药中毒，其他如乌药、附子、巴豆、甘遂、大戟、藜芦、蜀椒、羊踯
躅，以及半夏、杏仁、桔梗等药引起的中毒，亦载录其间。宋金时期，医
界盲目滥用温热燥药治病，病家喜补而恶泻、喜温而恶寒，流弊深重。

　　张子和根据《内经》及此前医家所论，首次提出"药邪"一词。《儒门事亲》治疗痿症医案中有载："宛丘营军校三人，皆病痿，积年不瘥。腰以下，肿痛不举，遍身疮赤，两目昏暗，唇干舌燥，求疗于戴人。戴人欲投泻剂，二人不从，为他医温补之药所惑，皆死。其同病有宋子玉者，俄省曰：彼已热死，我其改之？敬邀戴人。戴人曰：公之疾，服热药久矣，先去其药邪，然后及病邪，可下三百行。子玉曰：敬从教。"（《儒门事亲·卷六·痿》）张从正不仅对药邪的形成与致病原因进行了客观的分析，并在此基础上明确提出"药邪"之说。

1. 药邪形成

　　关于药邪的形成，张子和认为大致可分为两类：一种为药物自身所具备的毒性。包括久服过量使用所造成的药邪，以及毒性药物炮制不当形成药邪。长期或者过量使用药物，容易造成人体偏胜而出现毒副作用。正如张子和所述："凡药皆毒也，非止大毒、小毒之谓毒。虽甘草、苦参，不可不谓之毒，久服必有偏胜。气增而久，夭之由也。"（《儒门事亲》卷二·推原补法利害非轻说）某些含有毒性的药物经过适当的炮制可减轻毒性，若对这类药物炮制不规范，则易致人中毒。比如巴豆出油不尽，属炮制不当，亦易造成药邪，令人致病，甚至误伤人命。如《儒门事亲·卷一·服药一差转成他病说》记载："此药犯巴豆，或出油不尽，大热大毒，走泄五七行或十余行。其人必津液枯涸，肠胃转燥，发黄瘀热，目赤口干，恍惚潮热，昏愦惑狂，诸热交作，如此误死者，不可胜举。"另一种，为医生或者患者误用药物所造成的药邪。包括误用温燥药物，或者医生不清楚药物的使用方法，病人不遵医嘱自行使用所谓秘方、验方、补方等。张子和认为，治病时用药剂量过大，特别是一些含有毒性的药物过量服用，会导致毒邪蓄积而中毒；一些病者不遵医嘱、迷信秘方、验方、补方，或医者没有正确掌握药物的用法，也会造成药邪。

张子和所言药物之"毒",确切地讲,主要是指药物运用不当而言。任何药物都有利、弊的两重性,即使以大补元气的甘缓之品人参来说,久服、误服、补之失当,亦足以致害。其云:"医者不察其脉不究其原,反作伤寒发之,桂枝、麻黄、升麻之属,以汗解之。汗而不解,辗转疑惑,反生他证。如此误死者,可胜计哉?"(《儒门事亲·卷一·服药一差转成他病说》)又云:"予尝见世医,用升麻、五积解利伤寒、温疫等病,往往发狂谵语、衄血泄血、喘满昏瞀,懊侬闷乱、劳复。"(《儒门事亲·卷一·立诸时气解利禁忌式》)

2. 药邪致病

张子和剖析了当时"药邪"致病的情况,认为导致药邪致病的原因有三:其一,滥用补药,即病者妄进热药为补。如"缙绅之流""豪富之子"多食辛辣之物,醉酒纵欲狂欢,欲求于药力之补。本无重虚之证,常服肉苁蓉、牛膝、巴戟天、菟丝子、丹砂、起石、硫磺等温补之药。而病者自身素体阴虚且又阴精耗损,盲目使用温热药之药补益身体,以火济热,以致"百病交起,万疾俱生",如发为疮疡、掉眩、肿满、瞀郁等病,甚则"暴喑而死"。有些人,受当时"温补之风"的影响很大,包括仕宦富豪之家或者是农、商、市、庶之辈,不管是呕吐、泄泻、痢疾、疟疾、咳嗽、虚劳、妇女生产都用补药。如呕吐用和胃丸、丁沉煎;泻痢用豆蔻丸、御米壳散;咳嗽用宁神散;虚劳用附子、肉桂、山药等,导致"呕得热而愈酸,吐得热而愈暴,泄得热而清浊不分,痢得热而休息继至,疟得热而进不能退,咳得热而湿不能除,劳得热而火益烦,产得热而血愈崩。盖如是而死者八九"(《儒门事亲·卷三·补论》)。如此以往导致变证频出,甚则出现病情危重直至死亡的严重后果。

其二,医生妄用补涩法治病,或者病人误用燥热之品,滥用补法或使用不当,都会造成药邪,会导致新的难治病证。如张子和论痹证治疗时所云："痹病以湿热为源，风寒为兼，三气合而为痹。奈何治此者，不问经络，不分脏腑，不辨表里，便作寒湿脚气，乌之、附之、乳之、没之，种种燥热攻之……以至便旋涩滞，前后俱闭，虚燥转甚，肌肤日削，食饮不入，邪气外侵，虽遇扁、华，亦难措手。"（《儒门事亲·卷一·指风痹痿厥近世差玄说》）张子和认为，"痹病以湿热为源，风寒为兼，三气合而为痹"，若一味使用附子、川乌、乳香、没药等燥热之药，此燥热之药使用后成为新的致病因素，导致新的病证，正气更加虚弱，出现机体消瘦不能食，遇外邪入侵则难以祛邪外出，病情危重。

又如，"如疟，本夏伤于暑，议者以为脾寒而补之，温补之则危，峻补之则死。伤寒热病下之后，若以温辛之药补之，热当复作，甚则不救。泻血，血止之后，若温补之，血复热，小溲不利，或变水肿。"（《儒门事亲·卷二·推原补法利害非轻说》）此言治疗疟证时，亦因误用温辛燥之药则变证频出，难以治疗甚至危及生命。此外，张子和观察到，临床治疗水泄不止时，世人误用温燥之药出现的严重后果。如《儒门事亲·卷四·水泄不止》记载："夫男子妇人，病水湿泻注不止，因服豆蔻、乌梅、姜附峻热之剂，遂令三焦闭涩，水道不行，水满皮肤，身体否肿，面黄腹大，小便赤涩，两足按之陷而复起。"

其三，即便是药性平和的药物，经常服用或者过量使用，也会导致新的"药邪"，从而致病。张子和认为，各种药物（包括补药）无不具有一定的毒性，久服之后，一些细微之毒亦能蓄聚而成为"药邪"，从而损伤人体正气。即使是人参，若久服，误服，亦可致害。即使对于虚损病、慢性病，也不能妄投峻补之药。他发现当时医界盲目滥用温热燥药，病家喜温恶寒，喜补恶泻的现状，据此提出"养生当论食补，治病当论药攻"的著名观点。认为即使补药，久服之，也必有偏胜，易致人生病。如其所云："凡药皆毒也，非止大毒、小毒谓之毒，虽甘草、苦参不可不谓之毒，久服必有偏胜。

气增而久，天之由也。"(《儒门事亲·卷二·推原补法利害非轻说》)不仅揭露了当时滥服补药之害，抵制了当时一味强调温补的做法。元·罗天益也对"药邪"致病进行了深入探讨，在其所著《卫生宝鉴》一书，卷首专设《药误永鉴》25篇，就用药失误之弊端进行系统、详尽的论述。明·张景岳也提出："然毒药虽有约制，而饮食亦贵得宜，皆不可使之太过，过则反伤其正也。"

由此可见，张子和提出"药邪"可以致病，开阔了人们对药邪认识的视野，改变了有毒药物才能构成"药邪"的认识，更加明确补药使用不当也可产生药邪；"药邪"之说，也丰富了病因学的内容，对临床医家多有启示和借鉴。

（七）药性及方剂理论发挥

1.五苦六辛发挥

"五苦六辛"出自《汉书·方技略》，是本草学的重要理论。张子和在其所著《儒门事亲》中，举吐药36味，汗药40味，下药30味。有相当比例的药物在历代本草著作中，均未记载其汗、吐、下功用。张子和根据攻邪理论及汗、吐、下三法的运用经验，结合药物性味，在《儒门事亲·卷十四·治法心要》中专论"五苦六辛"曰："五苦六辛，从来无解，盖史家阙其疑也。一日，麻征君以此质疑于张先生。先生亦无所应。行十五里，忽然有所悟，欣然回告于麻征君。以为五苦者，五脏为里属阴，宜用苦剂，谓酸苦涌泄为阴；六辛者，六腑为表属阳，宜用辛剂，谓辛甘发散为阳。此其义也。征君大服其识见深远，凿昔人不传之妙。故曰知其要者，一言而终；不知其要者，流散无穷。"此段对五苦六辛的发挥，张子和认为五、六系指脏腑而言，苦辛系指药物性味而言。从而将药物之升降浮沉作用与阴阳学说、脏腑学说密切结合起来。这种见解对医者在辨证论治中遣方用药是很有启发意义的。

2. 七方十剂发挥

张子和所著《儒门事亲》首篇《七方十剂绳墨订》，详细论述了自《内经》以来对七方十剂的认识，可见其对方剂的重视程度。其内容囊括了方剂的君臣配伍比例、包括整体配伍关系、药品分量数目、治疗效应、服用量、剂型、药性气味厚薄、毒性峻缓等内容，详细地阐述了根据相应证候选药组方的规律。张子和在《内经》因时、因地、因人制宜思想基础上，明确提出应结合各地之人发病特点，组成不同的方剂进行治疗。其云："中州食杂，而多九疸、食痨、中满、留饮、吐酸、腹胀之病。盖中州之地，土之象也，故脾胃之病最多。其食味、居处、情性、寿夭，兼四方而有之。其用药也，亦杂诸方而疗之。如东方之藻带，南方之丁木，西方之姜附，北方之参苓，中州之麻黄、远志，莫不辐辏而参尚。"（《儒门事亲·卷一·七方十剂绳墨订》）

（1）制方之法

张子和以病情缓急、病位上下等，作为制方的主要思想，依据来源于《内经》。《黄帝内经》虽只载方13首，但已提出了"方制"的概念，是对处方法的最早概括。张景岳解释为"处方之制"，实为"处方方法"之始。《素问·至真要大论》提出："气有高下，病有远近，证有中外，治有轻重，适其至所为故也。"此处气，指病气；中外，指表里；治有轻重，指立法即治疗原则。此论阐明了辨证论治的思想，明确提出处方时依据疾病的病因、病性、病位和病势，判断出证候的表里属性，据此提出相应立法，从而选择适宜的药物组成方剂；提出了"君、臣、佐、使"的组方结构。言"主病之谓君，佐君之谓臣，应臣之谓使"，从而为处方法的发展奠定了理论基础。另外，还提出了"大、小、缓、急、奇、偶、重（复）"七方的概念。如《素问·至真要大论》曰："治有缓急，方有大小。""补上治上制以缓，补下治下制以急。"又说："君一臣二，奇之制也；君二臣四，偶之制也。""奇之不去，则偶之，是谓重方。"由此可见，早在《内经》中，就以病情的缓急、病位的上下等，作为制方的主要依据了。

宋代赵佶主编的《圣济经》，在唐·陈藏器将药物按功用归纳为十种的基础上，于每种之后增一"剂"字，初步便有了"十剂"。"故郁而不散为壅，必宣剂以散之，如痞满不通之类是也；留而不行为滞，必通剂以行之，如水病痰癖之类是也；不足为弱，必补剂以扶之，如气弱行羸之类是也；有余为闭，必洩剂以逐之，如腹胀脾约之类是也；实则气壅，欲其扬也，如汗不发而腠密，邪气散而中蕴轻剂所以扬；怯则气浮，欲其镇也，如神失守而惊悸气上厥而癫疾重剂所以镇之；滑则气脱，欲其收也，如开肠洞泄便溺遗失，涩剂所以收之；涩则气着，欲其利也，如乳难内秘，滑剂所以利之；湿气淫胜，重满脾湿，燥剂所以除之；津耗为枯，五脏痿弱，荣卫涸流，湿剂所以润之。"(《圣济经·审剂篇》)

金·成无己《伤寒明理论》序言指出："制方之体，宣、通、补、泄、轻、重、涩、滑、燥、湿十剂是也。"其将药物分为十种，正式提出了"十剂"的概念。另外，成无己在《内经》的基础上进行发挥，提出了"制方之用，大、小、缓、急、奇、偶、复"的"七方"的概念，据此"七方""十剂"成为最早的中药分类方法。成无己《伤寒明理论》提出了"七方""十剂"的概念，但书中未按此分类法进行论述，此分类法为后世中药分类法的发展奠定了基础。成无己还对《内经》君臣佐使的处方结构进行发挥。提出："所治为病主。主病之谓君，佐君之谓臣，应臣之谓使。择其相须、相使，制其相畏、相恶，去其相反、相杀。君臣有序，而方道备矣。"并以其常用方二十首为例，用以明确其"方制之法"，也就是处方法。张子和在此基础上对"七方十剂"进行了比较详细的阐释。

（2）七方内涵

张子和所言七方，来源于《内经》大、小、缓、急、奇、偶、复的认识。

大方的认识有三：其一，制方结构方面，指的是君一臣三佐九；其二，针对肝、肾等下焦之病及病有兼证、感邪非一种者，需分两大而顿服的大方。

小方的认识有二：其一，制方结构方面，指的是君一臣二；其二，针对心、肺等上焦之病，宜分量小而需少服、频服的处方。

缓方的认识有五：其一，指药物药性而言，具有甘味能有缓急作用的药物，如糖、蜜、枣、葵、甘草；其二，指药物剂型而言，如丸剂，"汤者荡也，丸者缓也。"尤其针对体质虚弱病人，使药物在体内慢慢产生药性；其三，药味多，处方选用丸剂；其四，药物性平无偏性而功效舒缓，适合慢性病；其五，取气味薄之药物，采用补法治疗上焦疾病。缓方不适用于急性病治疗。

急方的认识有四：均为药性猛烈之方，主要用于外邪客于人体所引起的疾病。由于外邪发病急，来势猛，病情重，故必须用药性峻猛、取效迅速的急方以治之。其一，适用于急病治疗，如心腹暴痛、大小便不通、中风；其二，采用药性有毒之药组方以治疗急症；其三，以药性峻猛者制方，用于攻逐邪气，破积聚结，适用于痼疾、重病、急性病的治疗。其四，选用气雄味厚质重的药物配伍，如以厚味滋填下元之剂组方，用于峻补下元，救羸固脱。

奇方的认识有二：以君臣品数分别为奇，亦成为奇方。其一，只用单味药物的单方，病证在上焦者宜用奇方；其二，以制方药味数目为单数为奇方，如一、三、五、七、九药味数，宜选用下法不宜采用汗法治疗。

偶方的认识有三：其一，两味药相配伍使用，治疗病位在下焦的疾病；其二，以制方药味数目为偶数的为偶方，如二、四、六、八、十药味数，宜使用汗法不宜使用下法治疗；其三，二方相合为偶，实际上这种偶方即是后世所谓复方。

复方的认识有二：其一，由两个以上的方子复合而成的处方，包括在其基础上增加药物都属于复方；其二，一般由多方相合或单方加药组成，多用于两证或数证相杂病情比较复杂之病证。

（3）十剂分类

张子和认为，十剂即宣剂、通剂、补剂、泻剂、轻剂、重剂、滑剂、涩剂、燥剂、湿剂，其分类思想来源于宋·《圣济经》及金·成无己《伤寒明理论》，其对十剂的认识有自己的独特见解。

宣剂：第一，具有上升作用、能够产生祛除壅塞阻滞作用，治疗病在上焦包括头部疾病的方剂，属于宣剂的范围。如引邪上越，涌吐壅塞的瓜蒂散，疏理郁结，宣散壅塞的越鞠丸等。第二，张子和根据"宣可祛壅"的作用，扩大了宣剂的应用范围，将风痫中风，胸中痰饮，寒结胸中，热郁化火等出现嗽喘、满胀、水肿等症，列入宣剂的应用范围。认为宣剂即涌剂。"所谓宣剂者，俚人皆以宣为泻剂，抑不知十剂之中，已有泻剂。又有言宣为通者，抑不知十剂之中，已有通剂。举世皆曰：春宜宣，以为下夺之药，抑不知仲景曰，大法春宜吐，以春则人病在头故也。况十剂之中，独不见涌剂，岂非宣剂即所谓涌剂者乎！"（《儒门事亲·卷一·七方十剂绳墨订》）

通剂：提出通与泻相类，通为轻，而泻为重。包括利尿、通便及通因通用之法，治疗小便不通，里急后重大便不利之病证。

补剂：第一，补其不足，用于治疗虚证，包括表虚、里虚、上虚、下虚、阴虚、阳虚之证。补阳虚用干姜、附子；补阴虚用大黄、硝石。无邪时，直补其不足；有邪时，泻实即是补虚，体现了其辩证思维特点；第二，强调正确使用药物辛、热、寒、凉及酸、苦、甘、辛、咸之性味，各补其脏，不局限于大温大热之药以行补法。

泻剂：即采用泄泻之法，治疗中满之实证、痛证。

轻剂：第一，治疗风寒之邪始客皮肤，出现头痛身热之证，因轻剂有清扬消风之性，故都采用汗法以解表。第二，疥癣痈疮发于肢体，宜从外解，采用轻剂"轻而扬之"。

重剂：第一，选用具有重镇安神静心之性的矿物药、树脂类药物，如朱砂、水银、沉香、水石、黄丹等组方。第二，具有平涎坠痰作用，治疗久病咳嗽、痰涎壅盛、咽喉不利等症。

滑剂：滑可祛着，用以养窍。滑剂，取其滑润养燥之性，用以治疗大便燥结、小便淋涩之证。

涩剂：涩可固脱。涩剂，取其收涩、收敛之性，治疗睡眠时汗出不禁、大便滑泄不止、喘嗽不止。使用中应注意先祛邪、后用涩剂，以防止关门留寇。

燥剂：第一，适用于体内积寒久冷，出现吐利腥秽、关节屈伸不利之证。第二，大温大热之药不可久服，久服后易出现出血、大小便癃闭等证。第三，燥可去湿，若感受湿邪或内伤湿邪，均可用苦寒之物以燥湿，不宜使用大热辛温之药。

湿剂：具有润湿作用的方剂。第一，药味辛可化液。第二，药味咸可濡润。用于治疗枯涸皴揭（肌肤皱纹脱屑）之病证。

综上所述，张子和在《儒门事亲·卷一·七方十剂绳墨订》中，详细论述了自《内经》以来对七方十剂的认识，并详细地阐述了根据相应证候，选药组方的规律；对"十剂"的内容提出自己独特的见解。指出"十剂"中的"宣剂"应为"涌剂"。在《儒门事亲》中，可见到除"十剂"外，方剂分类的名称已经远远突破"十"这一数目。但其中关于这些方剂分类的称谓、含义都没有明确的论述。主要包括：淡剂、寒剂、化剂、和剂、甘剂、发剂、清剂、分剂、凉剂、苦剂、越剂、夺剂、攻剂、塞剂、缓剂等。

这种以方剂作用特点分类方剂的思想，已深入其临证实践之中，并已超出其最初所说的宣、通、补、泻、轻、重、滑、涩、燥、湿的范围，这对方剂分类是一个很大的发展，其学术成就和处方用药对《内经》以来方剂理论有特色和创新，推动了对后世医学与方剂学的发展。

张子和是较早用"十剂"分类方剂的医家，并将其扩充至20多种，这对后世方剂分类学的发展有不可忽视的影响。如明·张景岳在其所著《景岳全书》的《全书·新方八阵》《全书·古方八阵》中，创"新方八阵"、"古方八阵"的分类方剂法即受到张子和影响，认为"大都方宜从简"，因此在张子和所论"十剂"的启发下，按照功效另外提出了补、和、攻、散、寒、热、固、因等"八阵"方剂分类法，体现了"按法类方"的思想。明·李时珍《本草纲目》也将张子和的认识，作为"七方十剂"的主要文献而收录，因而对后世方剂理论的发展产生了深远的影响。

（八）刺血攻邪学说

张子和在《儒门事亲·卷一·目疾头风出血最急说》，及《儒门事亲·卷三·喉舌缓急贬药不同解》中，明确提出了刺血攻邪学说，强调以攻邪方法维持气血流通的重要性。认为"血之为物，太多则益（溢），太少则枯，人热则血行疾而多，寒则血行迟而少"。血虽有奉养周身之功，但血热壅滞则反为病，当依《内经》"血实宜决之"的原则，放出其血则邪热清而血行自然流畅，据此提出："出血者，乃所以养血也。"在其攻邪三法中，明确提出，出血即汗法，因而对采用针刺出血治疗相关疾病，如目赤暴肿、喉痹等属火热、风热之急症有独到见解。

1. 刺血攻邪的渊源

张子和刺血攻邪学说，本源于《内经》，《灵枢·经脉》云："刺诸络脉者，必刺其结上甚血者。虽不结，急取之，以泻其邪而出血。"《灵枢·经脉》云："脉道以通，血气乃行。"《素问·调经论》："血气不和，百病乃变化而生。"因此治病的关键在于血气流通。关于气血不通的具体治法，《内经》也有相关论述。如《素问·阴阳应象大论》云："血实宜决之。决者，破其血也。"《素问·调经论》亦云："血有余，则泻其盛经出其血。"对血热壅滞之病，采用针刺出血以祛血中热邪，则气血流行通畅，从而正气得以来复。"宛陈则除之者，去血脉也。"（《灵枢·小针解》）由此可见，采用针法以刺血攻邪能够达到气血流通维持人体健康的目的。

张子和论病，首重邪气，认为病由邪生，治病则当攻其邪气，其治病受《内经》的影响非常深刻，尤为重视气血是否通畅；认为无论是血实有余，抑或是经络瘀血、血分郁邪，都属于邪，刺血则可攻除病邪。因此，对于气血运行不畅导致的疾病，主张用针刺出血治疗。如《儒门事亲》中明确提出："出血者，乃所以养血者也。"认为刺络放血有疏通经络虚实、调节气血偏颇的作用。

2. 刺血疗法的特色

张子和刺血疗法适应证广泛，认为一切实证、热证均可使用。主要包括目赤肿痛、瘤子、舌肿、疟疾、小儿丹毒、雀盲症、背疮、痤疮、背疽、癣等，涉及内科、外科、妇科、眼科、耳鼻喉科、皮肤科、儿科等各科。其理论特色主要有以下四点：

（1）出血与发汗名虽异而实同

张子和刺血疗法，包含在攻邪三法的汗法之中。《儒门事亲·卷一·目疾头风出血最急说》中提出："出血之与发汗，名虽异而实同。"即发汗可以散邪，针刺出血可令邪随血出而祛邪，明确指出刺血是一种类似发汗的攻邪方法，将刺络放血疗法归属于汗法的范畴。同时，把刺血包容在"针刺""砭射"（砭石）的范围之内，创立刺血攻邪学说，主张对经络瘀血、邪郁血分或血实有余之证，针刺泻血，初步确立了刺血的应用原则。

（2）重视气血流通以祛邪安正

张子和把一切病因归咎于邪，无论血实有余，或是血分热邪，经络瘀血，都属于邪，强调气血壅滞是许多疾病的主要病机。其尊崇《内经》"血实者宜决之"的思想，认为气血流通是人体恢复正气，达到阴阳平衡的基本保证；认为刺血即祛邪，必使其尽出，则邪去而正安；强调泻血即为扶正，通过刺血疗法可祛除病邪，使血液正常运行，从而达到恢复人体正气的目的。

（3）明确经络气血多少以放血

张子和对经络的认识十分精到，尤其在使用刺血疗法时尤为重视经络，故提出"治病当先识其经络"。在本法使用时更是要掌握十二经气血的多少。因此，在放血原则上，明确提出宜取阳经。"故血出者，宜太阳、阳明，盖此二经血多故也。少阳一经，不宜出血，血少故也。"（《儒门事亲·卷一·目疾头风出血最急说》）血多之经刺之，能祛邪而不伤血；血少之经刺之，则使血受伤而正气不足，则反而助长邪气。另外，强调放血的"三多"，即运用锋针多、出血量多、所刺部位和数量多。

（4）强调出血以养血切忌伤血

张子和明确提出了出血养血说。认为针刺放血，祛除瘀血，瘀血去而新血生，则达到出血养血之意；刺血泻血之有余壅实，祛除血中火热之邪，使血液发挥正常的濡养功能，亦达到出血养血之目的；强调对于目疾，宜在多血的太阳、阳明经上刺血、放血，则祛邪而不伤正，若在少血的少阳经上刺血、放血，则伤血且助邪。因此临床应用时切忌在少阳经刺血，否则会导致不良后果。"夫目之内眦，太阳经之所起，血多气少。目之锐眦，少阳经也，血少气多。目之上网，太阳经也，亦血多气少。目之下网，阳明经也，血气俱多。然阳明经起于目两旁，交鼻頞之中，与太阳、少阳俱会于目。惟足厥阴肝经，连于目系而已。故血太过者，太阳、阳明之实也；

血不及者，厥阴之虚也……刺太阳、阳明出血，则目愈明；刺少阳出血，则目愈昏。要知无使太过不及，以血养目而已。"（《儒门事亲·卷一·目疾头风出血最急说》）

综上所述，张子和非常重视经络理论，强调攻邪三法，认为刺络放血就是汗法，通过自己的临床实践，张子和对《内经》十二经中气血多少的原理加以发挥，提出刺络放血治疗目疾头风，宜选择刺太阳、阳明经穴加以治疗，则会取得较好疗效；而不宜选择少阳经脉放血，否则目愈昏。

（九）儿科学术特色

张子和在儿科方面无专著刊世，但《儒门事亲》中相关篇章，有其关于儿科学术的精辟内容。除卷一"小儿疮疱丹熛瘾疹旧弊记"、"过爱小儿反害小儿说" 2 篇专论外，"治病百法"中儿科治法约占 1/5；"十形三疗"中 1/7 为儿科病案，"治法杂论"中儿科有关内容亦专立小儿风门进行讨论；"世传神效名方"专列小儿病症方之目，选方 17 首。以上内容，反映了张子和独特的儿科学术思想及临床诊疗特色。另外，张子和根据《内经》"正气存内，邪不可干"的摄生思想，结合小儿的生理特点，非常重视平素的调养。认为小儿健康与否，主要在于平素的调养，只要保育得当，正气内充，自能适应外界环境的变化，而不致被病邪所染。具体而言，有以下学术特点：

1. 小儿易实，病源于过暖过饱

张子和通过长期的临床观察，认为"过饱、过暖"是最易造成小儿患病的两个方面。强调小儿处于生机蓬勃、生长发育迅速阶段，往往表现为阳常有余；加之幼儿寒暖不能自调，饮食不知自节，故外易为六淫所侵，内易为乳食所伤。如《儒门事亲·卷一·过爱小儿反害小儿说》云："今之人养稚子，当正夏时，以绵夹裹腹，日不下怀，人气相蒸；见天稍寒，即封闭密室，睡毡下幕，暖炕红炉，使微寒不入，大暖不泄。虽衰老之人，尚犹不可，况纯阳之小儿乎！"由此可见，这种"过暖"养护小儿的做法，是导致小儿生病的重要因素。另外饮食方面，不察小儿是否饥饿，也不顾及小儿肠胃绵脆，只要听到小儿啼哭即刻喂食，导致小儿肠胃受伤，变生他病。如其所云："不察肠胃所容几何，但闻一声哭，将谓饥号，急以潼乳（即马奶）纳之儿口，岂复知量，不吐不已。乃稍能食，应口辄与。"

张子和谈到世人常不解小儿生理状况，使"过饱"导致小儿临床出现表证、里证、实证、热证的证候，指出食乳小儿多湿热相兼，并将刘完素火热论应用于儿科疾病的诊治，提出儿科疾病的病机特点表现为"易饥易饱，易虚易实，易寒易热"。小儿疾病治疗中强调少用热药、温燥药和补药。其言"小儿阳热，复以热毒之药，留毒在内，久必变生（《儒门事亲·卷一·过爱小儿反害小儿说》）。""盖食乳小儿，多湿热相兼故也……盖医者不达湿热之理，以温燥行之，故皆死"。（《儒门事亲·卷一·过爱小儿反害小儿说》）因此，临床上主张采用祛邪泻实之法加以治疗，方药多选用通圣散（防风、川芎、当归、芍药、大黄、薄荷叶、麻黄、连翘、芒硝、石膏、黄芩、桔梗、滑石、甘草、荆芥、白术、栀子、生姜、姜半夏）、凉膈散（大黄、连翘、甘草、黄芩、薄荷、朴硝、山栀、竹叶）、神芎丸（大黄、黄芩、牵牛、滑石、黄连、薄荷、川芎）、益元散（滑石、甘草）。

2. 小儿奉养，薄衣淡食少欲寡怒

张子和治疗小儿疾病时，常顾及小儿的生活境况，认为贫穷人家常薄衣淡食符合小儿的生理特点，因而抚养小儿应符合小儿生理特点。提出："盖富贵之家，衣食有余，生子常夭；贫贱人家，衣食不足，生子常坚。"主张小儿护理衣着宜薄衣，并不是指衣服过于单薄而受寒，而是小儿衣着以简单、方便轻快而能保暖为优。"及天寒时不与厚衣，布而不绵。""童子不衣裘裳，裘大温，消阴气"。（《儒门事亲·卷一·过爱小儿反害小儿说》）认为小儿饮食以清淡有节、营养适度为宜，喂养宜淡食。强调母乳喂养，认为母乳性寒，有泄热之功，符合小儿易热的生理特点。其言"夫乳者，血从金化而大寒，小儿食之，肌肉充实"。但母乳喂养也应适量，过量则从湿化，出现湿热相兼为病，临床常会见到呕吐、泻痢等疾病。"然其体为水，故伤乳过多，反从湿化。湿热相兼，吐痢之病作矣！"因小儿脾胃功能发育不全，不识饥饱，因此，小儿喂养应定时、定量，防止过度保暖，符合小儿的生长发育特点。

主张小儿教养宜少欲寡怒，强调儿科疾病治疗中注意社会环境和家庭教育对小儿的影响。"贫家之子，不得纵其欲，虽不如意而不敢怒，怒少则肝病少；富家之子，得纵其欲，稍不如意则怒多，怒多则肝病多矣！……故贫家之育子，虽薄于富家，其成全小儿，反出于富家之右。其暗合育子之理者有四焉：薄衣、淡食、少欲、寡怒。"（《儒门事亲·卷一·过爱小儿反害小儿说》）在养育儿童过程中，若过于溺爱娇惯，"纵其欲"，其欲望得不到满足，可导致五脏功能失调，气血逆乱。大怒伤肝，怒则气上，会生肝病。对于小儿疾病的预防，张子和提倡培养小儿控制情绪、对环境的适应能力，这样小儿的生理、心理才能健康。据此他独创了育子四法："薄衣，淡食，少欲，寡怒，一也；无财，少药，其病自痊，不为庸医热药所攻，二也；在母腹中，其母作劳，气血动用，形得冲实，三也；母既作劳，多易生产，四也。"（《儒门事亲·卷一·过爱小儿反害小儿说》）这育儿四法，在现代社会仍具有一定的现实意义。

3. 小儿调护，"鞠养以慎其疾"

张子和结合小儿的特点，强调内因，注重调养，反对滥用药石。对于无病的小儿主张不宜妄用药石，强调"调护得当，不药之药"。认为平素加强锻炼，使小儿能适应外界环境的变化，即是"不药而药"。进而提出："若小儿病缓急无药，不如不用庸医。"其"崇尚仲阳，擅用寒凉"，认为小儿"肠胃绵脆"，因此在运用三法时特别强调与成人不能等同，"其药剂之刚强，剂量之多少，次数之几何"，总宜视邪气的微甚及脾胃的盛衰而定。对于无病小儿，特别提出了"鞠养以慎其疾"的保育方法，强调小儿预防为主的治疗法则。"若未病之前，从予奉养之法，亦复不生病。纵有微疾，虽不服药可也"（《儒门事亲·卷一·过爱小儿反害小儿说》）。

4. 小儿四病，六易一弱脾胃为重

张子和在儿科学术上崇尚钱乙学说。其云："疗小儿，惟钱仲阳书中可采者最多。"对小儿的生理特点，张子和在"易虚易实，易寒易热"基础上，增加"肠胃绵脆，易饥易饱"，得出"六易一弱"说。根据小儿生理及病变特点，提出儿科的四种常见疾病及两种主要病因，即"四病二源"说。即"小儿除胎生病外有四种：曰惊、曰疳、曰吐、曰泻。其病源有二：曰饱、曰暖"（《儒门事亲·卷一·过爱小儿反害小儿说》）。对于四病的治疗，张子和认为四病中有三者属脾胃病，与"六易一弱"所言注重脾胃的思想一致。在临床用药上，他首重脾胃，反对以峻剂妄投。

张子和虽然擅用寒凉，但并非一概如是，对于邪实重证或本虚标实之儿，本《内经》"大积大聚，衰其大半而止"之旨，祛邪扶正，分寸谨严。注重"祛邪扶正，把握分寸"。

另外，张子和在运用外治法治疗小儿疾病方面也有其独到见解。因小儿服药困难，对一些小儿疮疹疥癣、赤瘤丹肿等皮科、外科疾病，大都采用外用药敷涂。如治小儿甜疮用"母口中嚼白米成膏子，临卧涂之"。对于儿科外用药的使用，张子和还强调使用禁忌。指出"面上有疮癣，不宜擦药，恐因入眼则损目矣"。以上所述，对当今小儿喂养、护理、体格锻炼、心理卫生和疾病治疗等，均具有一定的借鉴作用。张子和这种重视祛邪而不忘顾护脾胃，小儿宜"散其热"及儿科疾病重视预防为主的学术观点，符合小儿的生理及病变特点，对于当时儿科学术的发展，起到了一定的推动作用。

（十）妇科学术特色

张子和所撰《儒门事亲》中，有妇科专论三十九篇。包括医理论述、方药分析、相关病案等，涉及了经、带、胎、产、妇科杂病等方面。其中，不仅包括对妇科诊疗的独特见解，也包括其富有特色的治疗方法及方药。

1. 妇科学术思想渊源

张子和的妇科学术思想，来源于《内经》并深受刘完素火热论的影响。临床上将二者有机结合，赋予了新的内容。例如，对于带下病，唐宋以前多认为风冷是主要病因。如《太平圣惠方》论妇人赤白带下云："妇人带下者，由劳神过度，损动经血，致令身虚，受于风冷，风冷入于胞络，传其血之所成也。"（《儒门事亲·卷一·证妇人带下赤白错分寒热解》）刘完素对本病有新的认识，认为带下之病源于湿热，其产生皆由湿热郁结带脉，"热极则反为水"，"津液涌溢"，而致赤白带下。因此，治疗带下病强调以清利湿热为主要治则。其云："所以为带下，冤屈也。冤，结也，屈，滞而病热不散。先以十枣汤下之，后服苦楝丸，大玄胡散调下之，热去湿除，病自愈也。"（《素问病机气宜保命集·妇人胎产论第二十九·带下论》）张子和深受刘完素"六气皆从火化"思想的影响，用药力主寒凉，认为带下病属湿热郁结带脉、遗热小肠，从金而化为白，绵绵不绝；或有痛者是因壅滞导致气血流通不畅所致，他还认识到带下病本身"病非本经，为他经冤抑而成此疾也"。又如，其采用吐泻二法治疗闭经。言"女子不月，皆由使内太过……惟深知涌泻之法者能治之"（《儒门事亲·卷二·推原补法利害非轻说》）。

2. 妇科学术思想特点

（1）攻邪祛实，邪去正安

张子和治疗妇科疾病，以气血流通为要，常先攻邪祛实。其治疗经闭的名方，如玉烛散（四物汤、承气汤，朴硝各等份）、三和汤（四物汤、凉膈散、当归）等，即是攻补兼施、寒热并用之方；之后采用食疗补养之法以养其正。张子和将攻邪学术思想贯穿在妇产科的诊治中，在治疗妇产科疾病时，强调吐法与下法的应用，善于将攻邪之法联合应用。综观其在妇产科运用攻邪治疗，大多是先把吐法作为第一步，其后多是用下法，在经过吐泻之后，必然要配合其他治法，或清，或补。

张子和对妇科疾病的论述与治疗经验十分丰富。在《儒门事亲·卷一·证妇人带下赤白错分寒热解》专论中，对《太平圣惠方》及《诸病源候论》中有关带下病的辨证、病因病机的认识进行了深入阐释。其治疗妇科疾病，在病因病机分析、辨证立法用药等方面，均强调"邪气致病，邪祛则元气自复"的理念，体现了其攻邪学术思想的特色。即使治疗妊娠下血，也采用攻邪祛实之法治疗。尽管当时多采用安胎止血之法治疗，但张子和并不拘泥于此说。《儒门事亲·卷七》"孕妇下血"医案中记载：治疗刘先生妻，有娠半年，因伤损下血。认为本病乃瘀血内停，血不归经所致，遵循"有故无殒，亦无殒也"之旨，运用三和汤（玉烛散）、承气汤、四物汤，加朴硝煎之，以祛除瘀滞，则下血得止。

（2）中病即止，调护胃气

张子和治疗妇科疾病强调攻邪法的运用，攻邪用方使用时并不一味祛邪，强调中病即止，之后还选用四物汤及开胃进食等扶正措施，认为"养生当论食补，治病当论药攻"，"凡精不足，当补之以食，大忌有毒之药，偏胜而成夭阏"（《儒门事亲·卷六·妇人二阳病》）。因此，其治疗妇科疾病，在攻邪为先的同时，提倡食疗补虚，并十分重视胃气的顾护。"以粥浆养其胃气"，待邪去正安，再行渗淡利湿之剂。治疗带下病、不孕、闭经等病，在攻邪之后，强调"开胃进食""补之以食"，提出用葱白粥、鲤鱼汤等食补之法。治疗产后缺乳，多用精猪肉、猪蹄作汤并调和美味而食之。"调和美味"则大补气血以增乳汁生化之源，于食后调服益元散取其通利之功。乳汁生化有源，乳络通畅，则乳汁可下。张子和通乳之法，至今仍为治疗妇女产后乳汁不下的常用方法。

（3）开拓思路，使用器械

张子和还曾使用器械治疗难产。如《儒门事亲·卷七》记载其治疗生产伤胎案：一妇人临产时，婴儿手臂先出，由于助产婆用力拽婴儿，导致婴儿手臂扯断，子死于腹中不下，产妇面青身冷，大汗淋漓不绝，时微喘，情况十分危急。此时病人命悬一线，采用针药治疗恐怕来不及，于是取来一个秤钩，后续一根粗绳，再用润滑的膏剂涂抹在秤钩上，让产妇向外分开两腿，仰卧，在其左右各有一人帮助固定其足，然后将准备好的秤钩伸进产妇子宫，钩住已经死亡的胎儿，将其胎拽出，从而保全了产妇的性命。

其他方面，如张子和对于乳汁不下的治疗，主张用梳子梳乳房周围百余遍，使气血和，经脉通。此外，还用吹帛枝透乳孔治疗乳痈。

（十一）运气学说应用

张子和所著《儒门事亲》，共十五卷，多以风、暑、火、湿、燥、寒六气为纲，论述病证，确立治法，归纳遣方，排列病案。其弟子麻知己谈张子和"先生之学，明妙道之渊源，造化之根本，讲五运之抑郁发越，六气之胜复淫郁，定以所制之法，配以所宜之方。"（《儒门事亲·卷三·补论》）。《儒门事亲》（卷1～3）30论中，有9论言及六气，言及五运、运气者各1论；治病百法（卷4～5）、十形三疗（卷6～8）、撮要图（卷10）、治病杂论（卷11）、三法六门（卷12）中，均列风、暑、火、湿、燥、寒诸门，阐述六气病证及调治之法。其中，第十卷即以运气为纲，结合五运为病、六气为病、四时、五脏、十二经、病证、方剂、药物及《金匮要略》进行论述。

张子和在《儒门事亲》中，共引用《素问》运气七篇原文37次，足以可见其对运气理论的重视。其对六气与五脏为病的解释有异于常，指出风者厥阴风木之主，肝木为病，人气在头；暑者为少阴君火之主，肺金为病，人气在胸、在腹；湿者为太阴湿土之主，肾水为病；火者少阳相火之主，肺金为病；燥者是阳明燥金之主，肝木为病；寒者是太阳寒水之主，心火为病。如风疾之作，多发于每年十二月、大寒中气之后及三四月、九十月之交，或为厥阴主气，或为厥阴用事，或多疾风暴雨，均风木郁极甚者而发作，以汗、吐、下法令其条达为治。痿疾作于五、六、七月，少阴君火之位，或湿土庚金伏火之地，或少阳相火之分，凭"火淫于内，治以咸寒"，以盐水越其膈间宿痰再因而下之为治。

张子和在运用运气学说时，重在以运气理论阐述疾病的发生机理和临床表现，以及运气理论如何指导临床用药及治疗。《儒门事亲·卷十四》"标本中气歌"载："少阴从本为相火，太阴从本湿土坐；厥阴从中火是家，阳明从中湿是我；太阳少阴标本从，阴阳二气相包裹；风从火断汗之宜，燥与湿兼下之可。万病能将火湿分，彻开轩岐无缝锁。"其在《儒门事亲·卷十四》中，专门记载了"运气歌"，言"病如不是当年气，看与何年运气同。只向某年求治法，方知都在'至真'中"。可见张子和深受《素问》运气七篇的影响，对运气学说研究颇深，临床上亦注重运气学说的应用，论病和治病都非常重视运气的变化。

论述疾病，重视时节的变化。如痹证，其谓："此疾之作，多在四时阴雨之时，及三月九月，太阳寒水用事之月，故草枯水寒为甚。"对于痿证，张子和提出："故痿之作也，五月、六月、七月，皆其时也。午者，少阴君火之位；未者，湿土庚金伏火之地；申者，少阳相火之分。故痿发此三月之内，以为热也。"（《儒门事亲·卷一·指风痹痿厥近世差玄说》）

治疗疾病，运气不同，治法则异。如关于冒风、时气、温病、伤寒的治疗，指出："夫扰攘之世，常与《内经》岁火太过同法。岁火太过，炎暑流行，火气大剧，金肺受邪，上应荧惑，大而明显。若用辛凉之剂解之，万举万全。人民安静，则便同水化，可以升麻汤、葛根汤、败毒散、辛温之剂解之，虽有潮热，亦无加害。亦可加豆豉、葱白，上涌而表汗自出。"（《儒门事亲·卷十一·风门》）又如："朱葛解家，病癫疾，求治于戴人。戴人辞之：待五六月间，可治之时也。今春初尚寒，未可服药，我已具行装到宛丘，待五六月制药。朱解家以为托辞。后戴人果以六月间到朱葛，乃具大蒜、浮萍等药，使人召解家曰：药已成矣，可来就治。解为他药所惑，竟不至。戴人曰：向日我非托也，以春寒未可发汗，暑月易发汗。"（《儒门事亲·卷六·风形·癫》）

此医案反映出张子和治病注重天时的思想。病人患癫疾，需发汗才能愈。但时值春寒，他认为不利于发汗，因此使病家待至五六月时才施治，此时有利于发汗，而患者以为托辞终不治。此医案反映了张子和重视运气学说在临床上的应用。

张子和

临证经验

一、擅用攻邪三法 🦢

张子和临床擅用汗、吐、下三法，且取效甚捷。其依赖其长期的医疗观察与实践，使此三法得以广泛应用于临床各科。

（一）内科

《儒门事亲》中，有张子和运用攻邪三法治疗内科杂病的记载。其中包括中风、痿、痹、厥、痫、疟、泄泻、痢疾、伤食、呕吐、便秘、癫狂、诸痛、血证、疝气、消渴、五劳、失眠、风水、淋证、肺痈、咳嗽、痰饮、肿满、黄疸、积聚肿块、虫、药物中毒等，共149例。张子和认为，"夫病一物，非人体素有之，或从外而来，或由内生，皆邪气也"。提出"邪去则正安"，强调祛邪的重要性。如其治疗噎膈主用舟车丸，再以瓜蒂散扬之；对"癥瘕积聚"之证，还喜用汗、吐、下三法，认为先祛除实邪方能保留正气于内不再被伤，至今在此类疾病的治疗上都有着重要的参考意义。

1. 痹证

（1）病因病机及分类

张子和基于《内经》"风寒湿三气杂至，合而为痹也"（《素问·痹论》）的理论，提出病人的居处环境、地域、气候、饮食、劳累、体质、感邪轻重、久病等，对痹证的发生有直接影响。其言"不仁或痛者为痹"，"夫痹之为状，麻木不仁，以风寒湿三气合而成之"（《儒门事亲·卷一·指风痹痿厥近世差玄说》）。

对于痹证的分类，认为可分为行痹、痛痹、着痹、皮痹、肉痹、脉痹、筋痹、骨痹等。提出风气胜者为行痹，风则阳受之，故其痹行，且剧而夜静；寒气胜者为痛痹，寒则阴受之，故其痹痛，且静而夜剧；湿气胜者为着痹，湿胜则筋脉皮肉受之，故其痹着而不去，肌肉削而著骨。还有人处于濒水之地，属于劳力之人，辛苦失度，又触冒风雨，寝出津湿，则痹从外入。因此，五方七地，即不同地域的寒暑之气候变化不同，造成不同地域的人性情刚柔异禀，其饮食起居，莫不相戾，由此判定各地之人"所受之邪各有浅深。或痛或不痛，或仁或不仁，或筋屈而不能伸，或引而不缩，寒则虫行，热则纵缓，不相乱也"。如若不及时治疗，此证会由表入里、由浅入深、由轻到重，持续发展。即皮痹不已，而成肉痹；肉痹不已，而成脉痹；脉痹不已，而成筋痹；筋痹不已，而成骨痹。若患病日久而没有治愈，则导致经络闭阻，气血运行不畅日甚，病损及脏腑，内舍其合，气血虚弱、肝脾肾多亏虚，病程缠绵，则造成治疗困难。

（2）病变特点及治法

张子和治疗痹证也以攻邪三法为基本大法。在描述痹证的病变特点时，指出行痹之疼痛多旦剧而夜静；而痛痹多旦静而夜剧；着痹多表现为肌肉削而著骨。关于痹证的治法，其云："夫大人小儿，风寒湿三气，合而为痹。及手足麻木不仁者，可用郁金散吐之。吐讫，以导水丸、通经散泄之。泄讫，以辛温之剂发散，汗出，则可服当归、芍药、乳、没行经和血等药。"（《儒门事亲·卷四·痹》）"诸风寒之邪，结搏皮肤之间，藏于经络之内，留而不去，或发疼痛走注，麻痹不仁及四肢肿痒拘挛，可汗而出之。"（《儒门事亲·卷二·汗吐下三法该尽治病诠》）同时，张子和也强调临床应根据具体情况加减用方，如风痹用越婢加术附汤，寒痹用乌头汤，着痹用神效黄芪汤，湿热痹用蠲痹汤。不论行痹、痛痹、着痹，均以通阳为主。阳气通，气血畅，痹自除。

张子和还提出，治疗痹证应避免使用辛散温燥之品，否则会导致湿热蕴结，使病情加重，给治疗带来困难。若为医生误诊误治，过用辛散温燥之品，如乌头、附子、乳香、没药等，或者采用温灸、蒸熨等温燥之法，会使得矫枉过正，病邪之性由寒转热，与湿相合，则湿热蕴结，病情加重。

（3）病案举例

息城边校白公，以隆暑时饮酒，觉极热，于凉水池中渍足，使其冷也，为湿所中，股膝沉痛。又因醉卧湿地，其痛转加，意欲以酒解痛，遂以连朝而饮，反成赤痛，发间止，且六十年。往往断其寒湿脚气，以辛热治之，不效。或使服神芎丸，数服，痛微减。他日复饮，疾作如前，睾囊痒湿，且肿硬，脐下似有物，难于行，以此免军役，令人代之。来访戴人，戴人曰：余亦断为寒湿，但寒则阳火不行，故为痛；湿则经坠有滞，故肿。先以苦剂涌之，次以舟车丸百余粒、浚川散四五钱，微一两行。戴人曰：如激剂尚不能攻，何况于热药补之乎？异日，又用神佑丸百二十丸、通经散三四钱，是用仅得四行。又来日，以神佑丸八十丸投之，续见一二行。又次日，服益肾散四钱、舟车丸百余粒，约下七八行。白公已觉膝睾寒者暖、硬者软、重者轻也，肿者亦退，饮食加进。又以涌之，其病全瘳。临别，又赠之以疏风丸，并以其方与之。此公以其不肯妄服热药，故可治也。（《儒门事亲·卷六·湿痹》）

按语：本案病人由于在酷暑时饮酒，汗孔开泄再加饮酒，汗大出之时于凉水中泡脚，感受寒湿之邪，又醉卧湿地，导致寒、湿、热互结，出现股膝沉痛之痹证。又因长期饮酒，酒性温燥，导致股膝出现红肿热痛之症，病程长达六十年。曾采用辛热之药治疗，未取得疗效。还曾服用神芎丸以清热解毒、攻下积滞，疼痛稍稍减轻。但只要再次饮酒，股膝沉痛如前，甚至出现阴囊睾丸坚硬肿大而且痒痛，行走困难。张子和认为，本病为感受寒湿之邪，经脉瘀滞不通而出现痹证，故而采用吐、下之法以散寒除湿。即先用吐法，再用舟车丸、浚川散泻下；至泻下一、二次后，再用神佑丸、通经散泻下；最后用益肾散、舟车丸泻下七、八次，则阳气得以来复，诸证皆除。

2. 痿证

（1）风痹痿厥辨析

张子和在《儒门事亲·卷一·指风痹痿厥近世差玄说》中，对风、痹、痿、厥四证予以精辟地辨析。指出："夫四末之疾，动而或劲者为风，不仁或痛者为痹，弱而不用者为痿，逆而寒热者为厥。此其状未尝同也。故其本源又复大异。"明确提出了"风、痹、痿、厥"四证的鉴别，是对痿证理论的一大发展。指出痿病表现为两足痿弱，不能行用，明确提出"痿病无寒"，强调火热在痿证发病中的重要性。言其病因"皆因客热而成。好以贪色，强力过极，渐成痿疾"；其病机是"由肾水不能胜心火，心火上烁肺金。肺金受火制，六叶皆焦，皮毛虚弱，急而薄著，则生痿躄。躄者，足不能伸而行也"。

（2）病证分类

张子和在《儒门事亲·卷一·指风痹痿厥近世差玄说》中，将痿证分类为脉痿、肉痿、骨痿、筋痿。认为肌痹传为脉痿，属心；湿痹不仁，传为肉痿，属脾；髓竭足躄，传为骨痿；房室太过为筋痿，传为白淫。进而指出，其他四痿之病亦由痿躄传变。其云："故痿躄属肺，脉痿属心，筋痿属肝，肉痿属脾，骨痿属肾，总因肺受火热，叶焦之故。相传于四脏，痿病成矣。"

（3）临床治疗

张子和认为，痿证应以火热立论，提出治痿与治痹大异，"若痿作寒治，是不刃而杀之也"（《儒门事亲·卷一·指风痹痿厥近世差玄说》）。其治疗痿证不仅反对使用乌头、附子、乳香、没药、自然铜、威灵仙等温燥之药，还反对使用燔针、艾火、汤蒸等温热之法。根据《内经》"治痿之法，独取阳明"之旨，提出痿证"治以咸寒"，明确提出了痿证治疗的方剂。先用盐水涌吐法使膈间寒热宿痰或宿食、宿饮涌出，方剂可选择独圣散。且根据"治心肺之病最近，用药剂不厌频而少"的原则，随后以人参柴胡饮子（柴胡、人参、黄芩、甘草、大黄、当归、芍药、生姜）、桂苓甘露散（官桂、人参、藿香、茯苓、白术、甘草、葛根、泽泻、石膏、寒水石、滑石、木香）之类，或用黄连解毒汤（黄连、黄柏、黄芩、大栀子，加当归）、泻心汤（大黄、炙甘草、当归、芍药、麻黄、荆芥、白术、生姜、薄荷）、凉膈散（大黄、连翘、甘草、黄芩、薄荷、朴硝、山栀、蜜、竹叶）等时时呷之。

3. 厥证

《儒门事亲·卷一·指风痹痰厥近世差玄说》明确指出，厥证是由阴阳失调、气机逆乱所引起的，以突然昏倒，不省人事，或伴有四肢逆冷为主要表现的一种病证。张子和提出，"厥之为状，手足及膝下或寒或热也"（《儒门事亲·卷一·指风痹痿厥近世差玄说》）。张子和基于《素问·厥论》所云"阳气衰于下则为寒厥，阴气衰于下则为热厥"，提出厥证按照临床表现应分为寒厥、热厥两大型。认为阳气衰于下则为寒厥，临床症状表现为手足寒；阴气衰于上则为热厥，临床症状表现为手足热。

（1）病因病机分类及特点

张子和还根据厥证的病因病机，将厥证分为：其一，寒热之厥；其二，昏厥；其三，脏腑气机逆见之厥；其四，经络之厥。厥证病因，不越虚实两端。实者可因气逆、血瘀、痰蒙、食阻，及感受寒、暑邪气等；虚者可因气虚、血虚、阴虚、阳虚而致肾虚所致。其病机则主要在于气机突然逆乱，升降乖违，气血运行失常，以致清窍蒙蔽或神明失养而成。张子和认为，厥证的发生与气血逆乱、营卫相逆，升降乖和及肾虚密切相关，据此可分为以下四种：

其一，寒热之厥。肾为人体阴阳之根本，肾阴虚或肾阳虚都会导致全身性阴阳盛衰变化，从而致厥。张子和提出寒厥的病因病机，为秋冬时节纵情嗜欲，导致肾中精气耗伤，阳气衰竭，出现寒厥。即"人或恃赖壮勇，纵情嗜欲于秋冬之时，则阳夺于内，精气下溢，邪气上行。阳气既衰，真精又竭，阳不荣养，阴气独行，故手足寒，发为寒厥也"。热厥的病因病机，为醉饱入房，精气耗损，且酒气与谷气相搏，阴不制阳，阳气独盛，出现热厥。即"人或醉饱入房，气聚于脾胃，主行津液，阴气虚，阳气入，则胃不和，胃不和则精气竭，精气竭则四肢不荣。酒气与谷气相搏，则内热而溺赤，气壮而熛焊。肾气既衰，阳气独胜，故手足热，发而为热厥也"（《儒门事亲·卷一·指风痹痿厥近世差玄说》）。可见，寒厥、热厥的病因病机，为饮食贪嗜、纵情嗜欲导致肾中精气耗伤所致。

其二，昏厥。发作时，突然昏仆，意识丧失。属嗜食肥甘，聚湿成痰，痰浊阻滞日久，一时上壅致清阳被阻而出现昏不知人的表现。《儒门事亲·卷一·指风痹痿厥近世差玄说》云："厥，亦有令人腹暴满不知人者，或一、二日稍知人者，或卒然闷乱无觉知者。"

其三，脏腑气机逆乱之厥。属阴阳失调，气血逆乱，升降失常致厥。

其四，经络之厥，经脉中之气血，以和调为顺，乱则为逆，逆则致厥。

（2）病证分类及特点

张子和又根据症状，将厥证分为尸厥、痰厥、风厥、酒厥、气厥、骨厥、臂厥、肝厥、阳明厥九种。提出厥证有令人腹暴满不知人者，或一二日稍知人者，或卒然闷乱无觉知者之不同。根据临床表现不一而分为：形体皆无所知，其状如尸者，为尸厥；有涎如拽锯声在喉咽中为痰厥；手足搐搦者为风厥；因醉而得之为酒厥；暴怒而得之为气厥；骨痛爪枯者为骨厥；两足指挛急，屈伸不得，爪甲枯结者为臂厥；身强直如椽者为肝厥；喘而腕者，狂走攀登者为阳明厥。张子和将厥证分为尸厥、痰厥、风厥、酒厥、气厥、骨厥、臂厥、肝厥、阳明厥九种的分类方法，对后世赵献可、张景岳等论厥影响很大。如《景岳全书》在此基础上，结合临床实际，对昏厥证加以充实，提出气、血、痰、食、暑、尸、酒、蛔等厥，并以此作为辨证分型的依据，进而指导临床治疗。

（3）临床治疗

张子和治疗厥证，本于《素问·厥论》及《伤寒论》"凡厥者，阴阳气不相顺接，便为厥。厥者，手足逆冷者是也。"（《伤寒论·厥阴篇》）之旨，对热厥主用凉剂清内热，对寒厥主用温热之剂以温里寒；凡尸厥、痰厥、风厥、酒厥、气厥，先使用涌吐之剂，再服用降心火、益肾水、通血和气之药，并使用食疗方法，服用粥食调养。此外，还独特地运用鼻饲法治疗痰厥，尤其对于昏不知人、牙关紧闭而诸药不能下者，用防风、藜芦煎汤调瓜蒂末，采用鼻饲法灌入，不见涎出则再以砒石鼻饲，直至吐涎可治。同时，对于毒剧药，如砒石的使用，提出应根据具体病情酌情使用，平时不可妄用。

（4）病案举例

顷西华季政之病寒厥，其妻病热厥，前后十余年。其妻服逍遥十余剂，终无寸效。一日命余诊之，二人脉皆浮大而无力。政之曰：吾手足之寒，时时渍以热汤，渍而不能止；吾妇手足之热，终日以冷水沃而不能已者，何也？余曰：寒热之厥也。此皆得之贪饮食，纵嗜欲。遂出《内经·厥论》证之。仆曰：热厥者，寒在上也；寒厥者，热在上也。寒在上者，以温剂补肺金；热在上者，以凉剂清心火。分处二药，令服之不辍。不旬日，政之诣门谢曰：寒热之厥皆愈矣。其妻当不过数月而有娠，何哉？阴阳皆和故也。（《儒门事亲·卷一·指风痹痿厥近世差玄说》）

按语：本案夫妻两位病人，男病寒厥，女病热厥，病程长达十余年。其妻曾服用逍遥散十余剂未取得半点疗效。张子和诊查二人脉象，发现皆浮大无力，认为二人为贪饮食、纵嗜欲导致肾精耗伤所致厥证。寒厥虽表现为手足寒，但其热在上，因此采用凉剂以清心火；热厥虽表现为手足热，但其寒在上，故以温剂补肺金，则痊愈。

4. 疟疾

（1）情志因素为疟疾发病诱因

张子和认为瘅疟之发生是由于夏季伤于酷暑，又常年不愈，导致肝郁气滞、瘀血凝滞，而出现左胁之下状如覆杯的症状。其强调疟病绝非脾寒所致，因此反对使用干姜、附子、硫黄等温热之药。提出疟疾发病常随生活环境、社会环境的变化而变化，尤其人的情志状况是影响发病的重要因素。即"治平之时，常疟病少；扰攘之时，常疟病多"。另外，疟疾发病常与暴政统治密切相关，暴政统治使得人长期劳苦受到压迫，会导致惊恐、抑郁、焦虑、痛苦的心理，亦容易导致疟病的发生。如其所云："疟常与酷吏之政并行。或酷政行于先，而疟气应于后，或疟气行于先，而酷政应于后。"（《儒门事亲·卷一·疟非脾寒及鬼神辩》）故而，治疗疟病强调因时制宜、因人制宜的治疗原则。

（2）重视运用汗吐下三法以攻邪

张子和强调扰攘之时，民众劳苦，不能使用大毒、大热之药，若用热药治疗会导致变症频出，如出现泄血、吐血、疮疡、痈疽、呕吐等。因此治疗疟病应以攻邪为主，采用汗、吐、下三法以祛邪。方药宜选用白虎汤加人参、小柴胡汤、五苓散为主。如若不愈可服用神佑丸减用神芎丸，或大小承气汤，再根据病人具体情况用桂苓甘露散、石膏知母汤、大小柴胡汤、人参柴胡饮子加减。再不愈者，加用常山散吐之。

（3）使用注意

张子和认为，本病虽然应采用汗、吐、下三法治疗，但对于有孕之妇人患疟病，使用本法时应注意不要吐泻太过，仅使大便微溏即可，以免伤其子。其云："夫双身妇人病疟，可煎白虎汤、小柴胡、柴胡饮子等药。如大便结硬，可用大柴胡散，微溏过，不可大吐泻。恐伤其孕也。"（《儒门事

亲·卷五·双身病疟》)

5. 中风

（1）中风病因病机

张子和认为，导致本病发生的原因无外两条，即外邪侵袭及内伤七情。"外有八邪之相荡，内有喜怒之交侵"（《儒门事亲·卷十一·风论》）。他根据《内经》之"诸风掉眩，皆属于肝"，提出"大凡风痫病发，项强直视，不省人事，此乃肝经有热也"（《儒门事亲·卷十一·风论》）。由此认为中风为病的基本病机是肝风内动，由于厥阴肝木亢盛无所制，化火生风，上犯于脑所致。

张子和还指出，中风病的发病有季节性，"此病之作，多发于每年十二月，大寒中气之后，及三月四月之交，九月十月之交"（《儒门事亲·卷一·指风痹痿厥近世差玄说》）。中风的临床症状主要有：半身不遂，失音不语，留饮飧泄，痰实呕逆，眩晕，口眼㖞斜，四肢抽搐，突然倒地，不省人事，大小便失禁等。正如其在《儒门事亲·卷四·风》中所云："诸风掉眩，风痰风厥，涎潮不利，半身不遂，失音不语，留饮飧泄，痰实呕逆，旋运，口㖞抽搦，僵仆目眩……肝木为病。"

（2）攻邪三法为主要治法

张子和提出，运用汗、吐、下三法，为治疗中风病的主要方法。指出："风病之作，仓卒之变生。尝治惊风痫病，屡用汗、吐、下三法，随治随愈。"（《儒门事亲·卷一·指风痹痿厥近世差玄说》）。中风急性发作时，先采用祛痰启闭，开窍醒神的方法，用三圣散急治其标。鉴于病人昏不知人、牙关紧闭，致使药物无法口服的情况，独特地运用鼻饲法给药。"盖内不得通，外不得泄，此谓之病生于变乱也。或失音而昏冒，或口目而㖞斜，可用三圣散吐之。或不知人事者，或牙关紧急者，粥不能下，不能咽者，煎三圣散，鼻内灌之，吐出涎沫，口自开也。"（《儒门事亲·卷十一·风论》）

其后，再用消风、散热、除湿、润燥、养液的方法缓治其本。具体方药选用无忧散、通解丸、通圣散、凉膈散、人参半夏丸、桂苓甘露散等。

（3）禁用温燥　强调饮食禁忌

治疗中风，张子和反对使用干姜、乌头、附子、肉桂、阳起石、硫黄之温燥、温热之药，包括至宝丹、灵宝丹，其性大热，以热治热，实不可取。对于本病的治疗，特别强调饮食禁忌。其明确指出，中风病人切忌鸡、猪、鱼、兔、油腻、酒、醋、荞面等动风之物，主张中风病人治疗期间勿用酒醪厚味之物，以免助风生痰。

（4）病案举例

一夫，病口眼㖞斜，脉其两手，急数如弦之张，甚力而实，其人齿壮气充。盖风火交胜。余调承气汤六两，以水四升，煎作三升，分四服，令稍热啜之，前后约泻四、五十行，去一、两盆；次以苦剂投之解毒，数服，以升降水火，不旬日而愈。（《儒门事亲·卷二·证口眼㖞斜是经非窍辩》）

按语：本案病人出现口眼㖞斜之症，诊其脉急弦紧而数，且一派实证表现。张子和认为本病为热极生风所致，因而给承气汤之类以峻下热结、祛邪外出。泻下多次之后，再用黄连解毒散以泻火并清上、中、下三焦之热毒，使热邪得散而愈。

6. 消渴

（1）主张"三消当从火断"

张子和在《儒门事亲·卷十三》中，专门收录了刘完素《三消论》，载有治疗消渴的方剂 7 首，还有 1 首为久亭寺僧悟大师传经验方。其深受刘完素火热论影响，在《儒门事亲·卷三·三消之说当从火断》中，明确提出"三消当从火断"的学术观点，认为消渴病因病机以火、燥热为主。《儒门事亲·卷三·三消论》中，对消渴的病因、病机、临床症状及并发症等均有论述。

张子和认为，产生消渴的病因有三："有甘之渴，有石之渴，有火燥之渴"。"甘之渴"就是《内经》所说"此人必数食美而多肥也"，即过食肥甘厚味；"石之渴"，是指《诸病源候论》所谓"由少服五石，石热结于肾也"，即用药不当，如服用金石丸散，积久生热，下焦阴伤；"火燥之渴"是承袭刘完素的消渴燥热之说，即是说明燥胜津伤导致消渴。

（2）消渴的分类及传变

关于消渴的分类，张子和指出："夫一身之心火，甚于上，为膈膜之消；甚于中，则为肠胃之消；甚于下，为膏液之消；甚于外，为肌肉之消。上甚不已，则消及于肺；中甚而不已，则消及于脾；下甚而不已，则消及于肝、肾；外甚而不已，则消于筋骨。"（《儒门事亲·卷三·三消之说当从火断》）

张子和认为火热所在部位不同，其临床症状表现也各不相同，并且明确提出了以火为起因，由表及里，由腑及脏，最后及心的消证传变程序。如火在上者口渴明显；火在中者消谷善饥；火在上中者口渴引饮、小便频数；火在中下者口渴不明显而小便出现白浊；上中下均有火者，口渴饮饮且小便频数。如其所云："火在上者，善渴；火在中者，消谷善饥；火在上中者，善渴多饮而数溲；火在中下者，不渴而溲白浊；火偏上中下者，饮多而数溲，此其别也。"（《儒门事亲·卷三·三消之说当从火断》）

（3）三消的症状及病因病机

张子和认为，上消中的膈消与肺消是有区别的。"膈消不为寒所薄，阳气得宣散于外，故可治；肺消为寒所薄，阳气自溃于中，故不可治"（《儒门事亲·卷三·三消之说当从火断》）。这是其对消渴之上消证发病机制的独特见解。

中消，由于心火移热于胃肠，既成消中，善食而瘦，所以又叫"食㑊"证。中消的主要症状是消谷善饥，但是口渴、尿多亦同时发生。由于胃火炽盛，胃中风火激荡，过度消耗，所以又称为风消。风消的症状是，多食消瘦，形容枯槁，体重减轻，精神疲乏。张子和认为，"膏粱之人，多肥甘之渴、石药之渴"，即生活条件好的人由于多食肥甘厚味，或服石类气悍药物，都足以资热而成消渴；而"藜藿奔走之人，多燥热之渴"，即生活条件差者，饮食粗糙，虽未必直接导致消渴，但奔走劳动于烈日之下，亦多发生燥热而渴。前者属于饮食内因，后者属于暑热外因，二者治疗方法各不相同。

下消，又称肾消。其临床表现，有小便"出白浊"如脂，口渴引饮，少腹热痛，日渐消瘦等。如张子和所云："又若脾风传之肾，名曰疝瘕，少腹冤热而痛，出白液，名曰蛊。王太仆云：消灼脂肉，如虫之蚀，日渐损削。此消乃膏液之消也。故后人论三焦，指以为肾消。"（《儒门事亲·卷三·三消之说当从火断》）张子和还引述刘完素所论肾消，为"渴而饮水不绝，腿消瘦而小便有脂液者，名曰肾消"（《儒门事亲·卷十三·三消论》）。

（4）治疗主张"除燥热　养津液"

张子和认为，五行之中，火能焚物；六气之中，火能消物。得其平，则烹炼饮食，糟粕出焉；不得其平，则燔灼脏腑，津液竭焉。因此治疗宜除燥热，养津液，即以清泻火热为主，佐以滋养阴液。治疗当用寒凉，治以泄胃火之法，使脾能为胃行其津液，肌肉才得以充实和健壮。主张调下并用、节饮食、调情志。如张子和所云："故消渴一证，调之而不下，则小润小濡，固不能杀炎上之势；下之而不调，亦旋饮旋消，终不能沃隔膜之干；下之调之，而不减滋味，不戒嗜欲，不节喜怒，病已而复作。能从此三者，消渴亦不足忧矣。"（《儒门事亲·卷三·三消之说当从火断》）

消渴之人，宜戒嗜欲，减滋味，节喜怒。张子和推崇刘完素自制神芎丸，即以牵牛、滑石为君，以大黄、黄芩为臣，以芎、连、薄荷为佐使。

此方取黄芩味苦入心，牵牛、大黄祛火气而下，滑石引入肾经，还可服用生藕汁。"凡三消者，《内经》所谓肺消渴等，可取生藕汁服则愈。"（《儒门事亲校注·卷十一·治病杂论·湿门》）再以人参白术汤、消痞丸、大小参散、碧玉鸡苏散以调之。

张子和认为，消渴并非肾虚，因此反对使用八味丸。指出："其药则非也，何哉？以八味丸治渴，水未能生而火反助也。此等本不知书，妄引王太仆之注：益水之源，以消阴翳；壮水之主，以制阳光。但益心之阳，寒热通行；强肾之阴，热之犹可。岂知王太仆之意，以寒热而行之也。肾本恶燥，又益之以火可乎！"（《儒门事亲·卷三·三消之说当从火断》）

（5）消渴与体质相关

张子和认为，消渴的发生与病人的体质有密切的关系，这与《内经》的观点一致。《灵枢·五变》云："五脏皆柔弱者，善病消瘅"；《灵枢·本脏》亦指出："心脆，则善病消瘅、热中"，"肺脆，则苦病消瘅、易伤"，"肝脆，则善病消瘅、易伤"，"脾脆，则善病消瘅、易伤"，"肾脆，则苦病消瘅、易伤"，"五脏皆脆者，不离于病"。张子和深受《内经》的影响，据此提出："夫柔弱者，必有刚强。刚强者多怒，柔弱者易伤也。余以是遂悟，气逆之人非徒病消渴。"（《儒门事亲·卷三·三消之说当从火断》）由于病人体质不同，产生的并发症也不同。因此，张子和将其并发症明确加以分类，提出可能出现的二十余种并发症。其中，寒薄其外可出现痈肿、少气、狂、膈中、肺消、涌水；热客其脏则出现惊、衄、膈消、柔痉、肠澼；客其腑则出现癃、溺血、口糜、伏瘕、为沉、食㑊、辛颊、鼻渊、衄、衊、瞑目。

张子和还指出，消渴病的发生与生活方式有关，并初步总结出了消渴病的传变规律。其提出消渴病患者宜低盐饮食的主张，也非常具有临床指导意义。

（6）病案举例

初虞世曰：凡渴疾，未发疮疡，便用大黄寒药利其势，使大困大虚自胜；如发疮疡，脓血流滴而飧此，真俗言也。故巴郡太守凑三黄丸能治消渴。余尝以膈数年不愈者，减去朴硝，加黄连一升，大作剂，以长流千里水煎五、七沸，放冷，日呷之数百次。以桂苓甘露散、白虎汤、生藕节汁、淡竹沥、生地黄汁，相间服之，大作剂料，以代饮水，不日而痊。(《儒门事亲·卷三·三消之说当从火断》)

按语： 本案为消渴并发疮疡。张子和认为，此以火、燥热为主，与心肺关系至为密切。治疗当以清热生津为主。首先宜清泻火热，当重用黄连；再服用桂苓甘露散、白虎汤、生藕节汁、淡竹沥、生地黄汁等，以清热生津，取"热清则火自灭，津生则渴自止"之意。

7. 黄疸

（1）黄疸多实证

张子和对黄疸的认识源于《内经》。《素问·平人气象论》云："溺黄赤安卧者黄疸……目黄者曰黄疸。"《灵枢·论疾诊尺》更为详细地描述了黄疸病的常见症状："面色微黄，齿垢黄，爪甲上黄，黄疸也。安卧，小便黄赤，脉小而涩，不嗜食。"张子和认为，本病的发生多由感受时邪，或饮食不节，湿热或寒湿内阻中焦，湿热与宿谷相搏，迫使胆汁失于正常输泄而致，多为实证。故其言"盖脾疸之证，湿热与宿谷相搏故也"(《儒门事亲·卷六·湿形》)。其采用吐、下法治疗黄疸，其学术思想则源于张仲景。如张仲景云："脾色必黄，瘀热以行"，"然黄家所得，从湿得之。一身尽发热而黄，肚热，热在里，当下之。"(《金匮要略·黄疸病脉证并治》)

（2）治以"祛邪化浊　上下分利"之法

张子和认为，阳黄者，治宜清热化浊，佐以通便；阴黄者，治宜温中健脾化湿，兼益气血。其指出本病多为实证，故治疗黄疸皆先涌后下，即祛邪化浊，上下分利，多采用吐、下二法进行治疗。即先用茶调散以涌吐，再用泄下法，方剂选用泄热利湿退黄之剂茵陈蒿汤，或用利水攻下之导水丸、禹功散泻下后，再给予利水渗湿之五苓散、桂苓甘露散、白术丸等治疗。如其所云："至如目黄、九疸、食劳，皆属脾土，可下之，宜茵陈蒿汤。或用导水丸、禹功散，泻十余行，次以五苓散、桂苓甘露散、白术丸等药，服之则愈矣。"（《儒门事亲·卷二·凡在下者皆可下式》）

张子和强调，出现黄疸者应注意休息，服药同时避免劳累，否则难以达到好的疗效，此观点与现代医学对肝病黄疸强调休息的治疗理念是一致的。如其在《儒门事亲·卷六·湿形·黄疸》中记载：三个仆人同时患黄疸病，其中有两人留在张子和处所治疗，另外一人继续工作。三人同时先服用苦散之剂涌吐，再服用三花神佑丸泻下，结果五日之内，留张子和处所二人痊愈，而跟随主人工作者未愈。

（3）病案举例

蔡寨成家一童子，年十五岁，病疸一年，面黄如金，遍身浮肿，乏力，惟食盐与焦物。戴人以茶调散吐之，涌涎一盂。临晚又以舟车丸七八十粒，通经散三钱，下四五行。待六、七日，又以舟车丸、浚川散，下四五行。盐与焦物，见而恶之，面色变红。后再以茶调散涌之，出痰二升，方能愈矣。（《儒门事亲·卷六·湿形·黄疸》）

按语： 本案病人出现皮肤面目皆黄，病程长达一年，且面黄如金，全身浮肿无力。张子和认为，本病为湿热内阻中焦，迫使胆汁失于正常输泄而致阳黄。治宜清热化浊，佐以通便。因此采用吐、下之法治疗，即祛邪化浊，上下分利之法。先用茶调散吐之，之后再用舟车丸、通经散以攻下，使邪去而正安而愈。

8. 疝病

张子和在《儒门事亲·卷二·疝本肝经宜通勿塞状》中，把疝病分为寒疝、水疝、筋疝、血疝、气疝、狐疝、癫疝七种。认为诸疝皆归肝经。由经络循行可知，足厥阴肝经环绕阴器而上入小腹，且厥阴主筋，故为疝。指出"太阴受寒，气聚为疝。此言太阴受寒，传之肝经也"。肝为风木之脏，喜条达而恶抑郁，其经脉有病，治当以通为顺。"可以温药逐之，不可以温药补之。若补之者，是欲病去而强挽留之也"。

张子和治疗疝病，多用"汗、吐、下"三法祛邪，提出"疝本肝经宜通勿塞"。其治疗大法是：宜通勿塞，反对温补。方药多用：通经散、导水丸、禹功散、猪肾散。针刺：急泻大敦穴。祛邪之后，根据具体病情辨证论治，即"下去其病后，可调则调，可补则补，各量病势，勿拘俗法"。

（1）疝病的分类及特点

寒疝　其病因为坐卧湿地，或寒月涉水，或冒雨雪，或卧坐砖石，或风冷处房劳过度。其病机为寒湿之邪凝结于内，侵犯肝经所致。症见阴囊寒冷，结硬如石，阴茎不举，或控睾丸而痛。治疗当以温剂下之。方药多用舟车丸、猪肾散或茴香、木茂之药常服。使用注意：下后忌饮冷水及寒物，宜食干物。

水疝　其病因多为饮水醉酒，房劳过度，汗出遇风寒湿之气，水湿下注，聚于囊中。此外，肝寒凝滞，气机不利，复被水湿侵袭，循经下注聚于囊中，也可导致本病发生。症见肾囊肿痛，阴汗时出，或阴囊肿大状如水晶，或瘙痒而燥流黄水，或少腹部按之作水声。水疝的特点：一为水多，一为病急，人为卒疝。至于治法，张子和认为以去水为急，宜以逐水之剂下之。可用琥珀丸、通经散行水散瘀，还可服泄水丸，先以舟车丸、浚川散下之，再服用茴香丸、五苓散，效果较好。对积水多者，张子和指出"有漏针去水者"（《儒门事亲·卷二·疝本肝经宜通勿塞状》）。漏针，当是针体中空的一种针具，可作穿刺抽水用。说明当时张子和已掌握了这种简易的手术方法。

筋疝　其病因多起于肝经湿热，房室劳伤。症见阴茎肿胀疼痛，里急筋缩，或破溃流脓，或痒或肿，或茎中痛，痛极则痒。或挺纵不收，或出白物如精，随尿排出。具体治法"宜以降心之剂下之"。(《儒门事亲·卷二·疝本肝经宜通勿塞状》)但张子和并未言方药，根据其临床所见，可用龙胆泻肝丸化裁，以泻肝经湿热，泻肝则心火可平。

血疝　血疝的形成多因反复外感，春夏大热，房劳过度，气血流溢，渗入脬囊，留而下去，结成痈肿，脓少血多。症见状如黄瓜，在少腹两旁，横骨两端约中，瘀血肿痛，按之如锥刺，甚或大便色黑，小便自利。治则"宜以和血之剂下之"。(《儒门事亲·卷二·疝本肝经宜通勿塞状》)可考虑选用当归散加炮川楝、玄胡索、茴香以活血化瘀，除疝止痛。

气疝　其病因为情志不舒，气机阻滞所致。症见阴囊周围肿胀，坠痛，上连腰部。张子和认为，治疗本病以针出气可愈，然针有得失，宜以散气之药下之。散气之药，即疏肝理气之剂。气疝一证，小儿亦有此疾，以为此疾属先天性疾患。或者是年少多病，阴痿精怯，强力入房，因而有子，为胎中病。气疝小儿俗曰偏气。至于治法，张子和说："此疝不治，惟筑宾一穴针之。"(《儒门事亲·卷二·疝本肝经宜通勿塞状》)

狐疝　又名小肠气，阴狐疝。多因肝气失于疏泄而发。病发时腹内部分小肠段滑入阴囊，阴囊时大时小，胀痛俱作，如狐之出没无常。张子和以为，此疝"亦与气疝大同小异。""宜以逐气流经之药下之。"(《儒门事亲·卷二·疝本肝经宜通勿塞状》)方药宜选用张仲景提及的"蜘蛛散主之"，以泄下焦结疝。得桔梗引入厥阴肝经而治狐疝，如与气疝治同亦效。

癞疝　其病因多为感受湿重之地气所得。张子和指出，江淮之间，湫塘之处，多感此疾；症见男子阴囊肿缒，如升如斗，不痒不痛；或有阴囊局部重坠胀痛或兼见少腹痛。治则"宜以祛湿之药下之"。(《儒门事亲·卷二·疝本肝经宜通勿塞状》)临床当以散寒利湿止痛。女子症见阴户突出，名为瘕。治则"宜以苦下之，以苦坚之"。

（2）治疗疝病方药

抽刀散：川楝子一两，破四分；巴豆三个，同炒黄色；去巴豆用之，茴香一两，盐炒黄色，去盐用之。上药共为细末。每服三钱，用葱白酒调下，空心服之。

治隐痛不可忍：吴茱萸二两，洗七遍，焙干，微炒；槟榔一两，茴香一两。上为细末，醋糊为丸，热酒送下十丸，食前服之。

治偏肿：茴香，甘遂。上二味，各等份为末，酒调二钱，食前服之。又方：巴戟去心，川楝炒，茴香炒。各等份为末。温酒调二钱，服之。

治小儿疝气肿硬：地龙不去土。为末，唾津调，涂病处。

治小肠气痛：全蝎一两，茴香一两，炒黄。上为细末，醋糊和丸，如梧桐子大。如发时，每服五、七十丸，温酒送下，食前服之。

治小便混浊如精之状：没药、木香、当归，以上各等份。上为末，以刺棘心自然汁为丸，如梧桐子大。每服五、七丸，食前，盐汤下。

治小便频，滑数不禁：知母、黄蘖，以上各等份。上到碎，酒浸透，炒微黄为末，水丸，梧桐子大。如服药前一日休吃夜饭，来日空心，立服，米饮汤下一百丸。只用一服，效。后吃蛋白粥一顿。

荡疝丹：川楝子炒，茴香炒，破故纸炒，以上各半两。黑牵牛二钱，青皮、陈皮，以上各三钱；广茂四钱，木香四钱。上八味为细末，用好酒打面糊为丸，如梧桐子大。空心，食前，温酒下三十丸。

灸疝法：放疝边竖纹左右交弦，灸七壮。

（3）疝病禁用药物

张子和认为，疝病应禁用燥热之药，否则会导致燥热内壅，三焦闭溢，大便秘结，小便不利，阴囊肿坠。禁用药物包括：鹿茸、巴戟天、杜仲、肉苁蓉、附子、乌头、干姜、官桂、楝实、莃香、金铃、补骨脂。

（4）病案举例

近颖尾一夫，病卒疝，赤肿大痛，数日不止，诸药如水投石。余以导水一百五十丸，令三次咽之。次以通经散三钱，空腹淡酒调下。五更，下脏腑壅积之物数行，痛肿皆去。不三日，平复如故。(《儒门事亲·卷二·疝本肝经宜通勿塞状》)

按语：本案病人出现疝病暴痛之证，证见睾丸部骤然发红肿大，暴痛，多日未见好转，服用多种药物均未见效。张子和认为，疝病与肝经密切相关，足厥阴肝经环绕阴器而上入小腹，且厥阴主筋，故太阴受寒，气聚为疝。肝为风木之脏，喜条达而恶抑郁，其经脉有病，治当以通为顺。因此首先采用导水丸以攻下逐水，再用通经散以通经散瘀、发泄逐邪，使寒湿从大小便而去，则痛肿消失而愈。

9. 积聚

张子和对于五积的认识，来源于《难经》《内经》。明确提出"五积"概念的是华佗。如《中藏经·积聚癥瘕杂虫论》云："积者系与脏也，聚者系于腑也……故积有五，聚有六。"此后凡提及积证，往往概称为"五积"。《难经》率先提出"积者五脏所生"的理论，并根据其病位、病机、症状提出五脏之积的概念。"肝之积名曰肥气，在左胁下，如覆杯，有头足"；"心之积名曰伏梁，起脐上，大如臂，上至心下"；"脾之积名曰痞气，在胃脘，覆大如盘"；"肺之积名曰息贲，在右胁下，覆大如杯"；"肾之积名曰奔豚，发于少腹，上至心下，若豚状，或上或下无时。"(《难经·五十六难》)。《灵枢·五变》中也有相关记载："人之善病肠中积聚者，何以候之？少俞答曰：皮肤薄而不泽，肉不坚而淖泽。如此则肠胃恶，恶则邪气留止，积聚乃伤。脾胃之间，寒温不次，邪气稍至，稽积留止，大聚乃起。"将积聚分为伏梁、肥气、痞气、息贲、奔豚五种，如《素问·腹中论》云："病有少腹盛，上下左右皆有根，此为何病？可治不？岐伯曰：病名曰伏梁。伏梁何因而得之？岐伯曰：裹大脓血，居肠胃之外，不可治，治之每切按之致死。”

张子和对于积聚的认识在《难经》《内经》基础上进行了拓展：病因方面，自身之气的异常、外邪、饮食、情志等都会对积聚的产生有影响，以及医生治疗失当也是造成积聚产生的不良因素，对五积予以重新认识。治疗上，提出了"五积六聚治同郁断"的学术观点，综合运用汗吐下三法治疗积聚。

（1）气机不和聚而成积

张子和深受《内经》《难经》的影响，认为积之形成有以下几个方面的原因：第一，七情所伤。主要由于暴怒、过喜、过悲、过思、过恐所致；第二，饮食所伤。主要由于过食伤酸、苦、甘、辛、咸之食物，贪温、凉、寒、热之饮所致；第三，外感六淫所伤。由于感受风、暑、燥、寒、火、湿之邪所致。第四，医生治疗失误，不泻反补，补而留之成积。如其云："不幸而遇庸医，强补而留之，留而不去，遂成五积。"（《儒门事亲·卷三·五积六聚治同郁断》）可见，补泻之法运用不当，使邪不得去而留于体内可能成积。张子和根据五行生克规律，总结出"盖五积者，因受胜己之邪，而传于己之所胜，适当旺时，拒而不受，复还于己者，胜己者不肯受，因留结为积。"

张子和提出，积聚产生的病机为机体气机失调，即"忧思郁怒，气机不和，日久聚而成积"（《儒门事亲·卷三·五积六聚治同郁断》）。五积发生的具体病机又有所区别，其中肥气的病机包括气与血两个方面。其云："夫肥气者，不独气有余也，其中亦有血矣。盖肝藏血故也。"息贲，是体内之邪气积于贲门不散而成。其云："余以谓贲者，贲门也。手太阴之筋，结胸里而贯贲，入贲下，抵季胁，其病支转筋，痛甚则成息贲。手心主结于臂，其病胸痛息贲。又云：肺下则居贲迫肝，善胁下痛；肝高则上支贲，两胁脘为息贲。若是言之，是积气于贲而不散。"特别提出奔豚为肾之积，且"肾主骨，此积最深难疗"（《儒门事亲·卷三·五积六聚治同郁断》）。

（2）五脏分类及临床特点

张子和根据五积易发时节之不同，将其按照五脏分类。如肝积，名曰肥气。容易在季夏戊己日发生；心积，名曰伏梁，容易在秋庚辛日发生；脾积，名曰痞气。容易在冬壬癸日发生；肺积，名曰息贲。容易在春甲乙日发生；肾积，名曰贲豚。容易在夏丙丁日发生。

五积发生的部位不同，其临床症状亦各不相同。肝积，在左胁下，如覆杯，有头足，长期不愈，令人发咳逆痎疟，多年不愈；心积，起于脐，大如臂，上至心下，长期不愈，令人病烦心；脾积，在胃脘，大如覆盘，长期不愈，令人四肢不收，发黄疸，饮食不为肌肤，俗语称为食劳黄；肺积，在右胁下，大如覆杯，长期不愈，令人出现洒淅寒热，喘嗽，发肺痈；肾积，发于少腹，上至心下，若豚状，或上或下无时。长期不愈，令人出现喘逆，骨痿，少气。

（3）五积六聚治同郁断

张子和从《内经》五郁理论入手，探讨治疗积聚的思路与方法。指出："五积六聚治同郁断。"《内经》曰：木郁则达之，火郁发之，土郁夺之，金郁泄之，水郁折之。王太仆曰：达，谓吐；发，谓汗；夺，谓下；泄，谓利小便；折，谓折其冲逆。"（《儒门事亲·卷三·五积六聚治同郁断》）张子和从郁的角度阐发了治疗原则，以此作为其运用汗、吐、下三法治疗积聚的理论基础。总之，张子和在积聚的治疗上十分强调祛邪的重要性，其治法不离汗、吐、下三法。他还根据具体情况综合治疗，注意三法使用时先后缓急的不同次序。明确提出"风痰宿食，在膈或上脘，涌而出之"，或"寒湿痼冷，热客下焦，在下之病，可泄而出之"（《儒门事亲·卷二·汗吐下三法该尽治病诠》）。

张子和还根据邪气性质、病变部位及具体症状的不同，吐、下而治之，"不可畏攻而养病"。即先以吐法除久积体内之邪，再用磨积、活血、通下等法除残留之邪，故称为涌泻法。其云："故予尝以独圣散吐肥气，揣以木架，必燠室中，吐兼汗也。肝之积，便言风也，吐出数升后，必有血一、二滴，勿疑病，当然也，续以磨积之药调之。""治伏梁，先以茶调散吐之兼汗，以禹功、导水夺之，继以降火之药调之。""治痞气……先以瓜蒂散吐其酸苦黄胶腥腐之物三、二升，次以导水、禹功，下二、三十行，末以五苓淡剂等药调之。""治息贲，用瓜蒂散，不计四时，置之燠室中，更以火一炉，以助其汗。吐、汗、下三法齐行。""治贲豚，以导水通经，三日一下之，一月十下，前后百行，次用治血化气磨积之药调之。"(《儒门事亲·卷三·五积六聚治同郁断》)

（4）首次提出"九积学说"

张子和认为，积、聚是有区别的，其区别在有形与无形之间；积与聚的病变脏腑、病机等都有所差别，治法上也有所不同。五积之物，在脏属阴而有形，治疗上有定法，即涌泻法。"若六聚之物，在腑属阳而无形，亦无定法。"(《儒门事亲·卷三·五积六聚治同郁断》)由此可见，聚为腑病，在气分。虽然聚病没有定法，但聚病的治法可参照积病治法。由于腑以通为用，临床上遵循"结者散之"的治疗原则，重在行气、破气、消聚。张子和根据聚病的特点，首次提出"九积学说"，认为积聚在腑可分为食积、酒积、气积、涎积、痰积、癖积、水积、血积、肉积九种。强调此九积皆以气为主，提出应根据其具体症状表现而分别使用不同的药物治疗，而不可拘于一方治疗。言"九积皆以气为主，各据所属之状，而对治之"。九积的具体临床表现及治疗用药如下：

食积　临床表现为酸心、腹满。治疗时使用的药物，为大黄、牵牛之类，甚者用礞石、巴豆。

酒积　临床表现为目黄、口干。治疗时使用的药物，为葛根、麦糵之类，甚者用甘遂、牵牛。

气积　临床表现为噫气、痞塞。治疗时使用的药物，为葛根、木香、槟榔之类，甚者用枳壳、牵牛。

涎积　临床表现为咽如拽锯。治疗时使用的药物，为朱砂、腻粉之类，甚者用瓜蒂、甘遂。

痰积　临床表现为涕唾稠粘。治疗时使用的药物，为葛根、半夏、南星之类，甚者用瓜蒂、藜芦。

癖积　临床表现为两胁刺痛。治疗时使用的药物，为三棱、广茂之类，甚者用甘遂、蝎梢。

水积　临床表现为足胫胀满。治疗使用药物为郁李、商陆之类，甚者用甘遂、芫花。

血积　临床表现为打扑肭瘀，产后、不月。治疗时使用的药物，为桃仁、地榆之类，甚者用虻虫、水蛭。

肉积　临床表现为瘢瘤、核疬。治疗时使用的药物，为葛根、腻粉、白丁香，砭刺出血，甚者用硇砂、信石。

（5）针药手术结合以祛邪

《儒门事亲》中，有大量医案记载了张子和治疗积聚的经过。除其擅长的吐法外，还巧妙地运用了手术、针刺等方法。如张子和在《儒门事亲·卷八·十形三疗·外积形》治疗"胶瘤"案中记载："一女子未嫁，年十八，两手背皆有瘤，一类鸡矩，一类角丸；腕不能钏，向明望之，如桃胶然。夫家欲弃之。戴人见之曰：在手背为胶瘤，在面者为粉瘤。此胶瘤也。以铍针十字刺破，按出黄胶脓三、两匙，立平。瘤核更不再作，婚事复成。非素明者，不敢用此法矣。"（《儒门事亲·卷八·胶瘤》）张子和认为，积聚的治疗应先祛实邪外出，方能保留正气于内不再被伤。另外，还指出积聚的病因多因"积之成之，或因暴怒喜悲思恐之气"，明确指出了七情因素与积聚发病的关系。

（6）病案举例

案例1：吐下法治疗腹中积块

果菌刘子平妻，腹中有块如瓢，十八年矣。经水断绝，诸法无措，戴人令一月之内涌四次、下六次，所去痰约一、二桶，其中不化之物，有如葵菜者，烂鱼肠之状。涌时以木如意揾之。觉病积如刮，渐渐而平。及积之既尽，块痕反洼如臼，略无少损。至是而面有童色，经水既行。(《儒门事亲·卷八·十形三疗·内积形·积块》)

按语：本案为采用吐、下法治疗腹中积块的典型病例。此病人腹中积块已经十八年之久，月经停止。张子和认为本病为气机阻滞导致血瘀之实证，因而将吐法与下法相结合，反复使用，至吐痰一、二桶后，面色红润，气行则血行，至月经正常来复。

案例2：吐下法治疗肥气

阳夏张主簿之妻，病肥气，初如酒杯大，发寒热。十五余年后，因性急悲感，病益甚。惟心下三指许无病，满腹如石片，不能坐卧。针灸匝矣，徒劳力耳，乃敬邀戴人而问之。既至，断之曰：此肥气也。得之季夏戊己日，在左胁下，如覆杯，久不愈，令人发痎疟。痎疟者，寒热也。以瓜蒂散，吐之鱼腥黄涎约一、二缶。至夜，继用舟车丸、通经散投之。五更黄涎脓水相半五、六行，凡有积处皆觉痛。后用白术散、当归散，和血流经之药。如斯涌泄，凡三、四次而方愈。(《儒门事亲·卷八·肥气积》)

按语：本案病人因在季夏戊己之时发怒伤肝，导致左胁下出现形状如覆杯一样的积块，长期不愈且更加郁怒导致病情加重，出现往来寒热、不能坐卧、腹满而硬等症。张子和认为，本病为七情所伤、气机失调所致，治疗应秉"实者泻之""结者散之"的原则，先采用吐、下之法治疗，中病即止，之后再用补血和血通经之药补之，体现了张子和治疗积聚先攻后补的思路。

案例3：汗吐下三法合用治疗瘿

新寨妇人，年四十余，有瘿三瓣。戴人令以咸吐之，三涌、三汗、三下，瘿已半消。次服化瘿之药，遂大消去。夫病在上者，皆宜吐之，亦自有消息之法耳。（《儒门事亲·卷八·十形三疗·外积形·瘿》）

按语： 从本案记载看出，瘿病之病因与水土关系密切，且女性多见。张子和认为，本病治疗困难，故反复使用汗、吐、下三法，并将食疗与药物治疗结合运用，还详细记载了常食用海带、海藻、昆布三味的食疗方法。其选择的化瘿之药为人参化瘿丹，该药由海带（洗）、海藻（洗）、海蛤、昆布（以上四味皆焙）、泽泻（炒）、连翘（以上各等份）、猪靥、羊靥（各十枚）上为末，蜜丸，如鸡头大组成。临卧嚼化一二丸，忌油腻物。

10. 噎膈（噎食）

（1）三阳热结而成噎膈

张子和根据《内经》"三阳结，谓之膈"之论，指出因大肠、小肠、膀胱三阳热结，而成噎膈。其云："小肠热结，则血脉燥；大肠热结，则后不圊；膀胱热结，则津液涸……此所以噎食不下，纵下而复出也。"（《儒门事亲·卷三·斥十膈五噎浪分支派疏》）对于噎膈的病因病机，张子和认为，是由于饮酒过多，或恣食辛燥之品，或胃中有热欲吐，或胃受风欲吐，久而积热消阴，津伤血少，导致气郁血瘀、痰热瘀结，阻膈胃气所致。同时，也可能由于医家误治，采用干姜、肉桂、豆蔻、丁香、荜茇、胡椒等温燥之药所致。如"初或伤酒食，或胃热欲吐，或胃风欲吐。医氏不察本原，火里烧姜，汤中煮桂，丁香未已，豆蔻继之；荜茇未已，胡椒继之……岁月弥深，为医所误。人言可下，退阳养阴，张眼吐舌，恐伤元气，止在冲和，闭塞不通，经无来路。肠宜通畅，是以鸣肠，肠既不通，遂成噎病。"

（《儒门事亲·卷三·斥十膈五噎浪分支派疏》）

（2）采用"吐下"之法治疗

张子和治疗"噎食"之证，主张采用吐、下之法治疗。指出不要峻下，应先使用苦酸之轻剂稍吐之，再使用蜜盐润下之剂以消导，则此证可愈。临床主用舟车丸攻之，再以瓜蒂散扬之。其云："假如闭久，慎勿陡攻，纵得攻开，必虑后患。宜先润养，小着汤丸，累累加之，关扃自透。其或咽噎上阻涎痰，轻用苦酸，微微涌出。因而，治下药势易行，设或不行，蜜盐下导，始终勾引，两药相通，结散阳消，饮食自下。"（《儒门事亲·卷三·斥十膈五噎浪分支派疏》）

（3）使用禁忌

对于攻下之法的运用，张子和特别提出了使用禁忌。如攻下之方中，不能使用巴豆。因巴豆容易耗伤津液且留毒不去，会导致虚证、痞证。反对使用温燥之药，如附子、乌头、肉桂、丁香、干姜、肉豆蔻、荜茇、胡椒等及燔针治疗，否则会导致大便涩燥、小便黄赤等热象，以致"胃热则吐"而加重病情。

（4）病案举例

箕城一酒官，病呕吐，逾年不愈，皆以胃寒治之，丁香、半夏、青、陈、姜、附种种燥热，烧锥燎艾，莫知其数，或少愈，或复剧，且十年，大便涩燥，小便赤黄，命予视之。予曰：诸痿喘呕，皆属于上。王太仆云：上，谓上焦也。火气，炎上之气，谓皆热甚而为呕。以四生丸，下三十行，燥粪肠垢何啻数升，其人昏困一、二日，频以冰水呷之，渐投凉乳酪、芝麻饮，时时咽之，数日外大啜饮食，精神气血如昔，继生子，至五旬而卒。（《儒门事亲·卷三·斥十膈五噎浪分支派疏》）

按语：本案病人出现呕吐多年不愈之证。曾被医家误以胃寒治疗，服用丁香、半夏、姜附等种种温燥之药，甚至连烧锥燎艾等火燎法均已使用。

患病将近十年，结果病人出现大便涩燥，小便赤黄等燥热之症。张子和诊断本病为噎食，因饮酒过度又服用温燥之药，导致大肠、小肠、膀胱三阳热结而出现燥热之症。应采用攻下法治疗。故采用四生丸以攻下热结，再以冰水、凉乳络等寒凉之物以降胃火，使邪去而正安，饮食自复。

11. 咳嗽

张子和对咳嗽的认识，在《儒门事亲·卷三·嗽分六气毋拘以寒述》中有着详细论述。他针对医家或以嗽为阳，咳为阴；或据《素问·咳论》仅言嗽而不言咳，或以嗽为别证的现象，强调应予以正名。明确提出咳即是嗽，二者实为一证。其云："嗽与咳，一证也。后人或以嗽为阳，咳为阴，亦无考据。"

（1）六气乘肺致咳

张子和对咳嗽病因病机的认识，与金元以前的认识有所不同。其深受刘完素论"六气为病""五运主病"的影响，提出本病毋拘泥于寒伤肺，六气皆能致病。其云："后人见是言，断嗽为寒，更不参校他篇，岂知六气皆能嗽。"（《儒门事亲·卷三·嗽分六气毋拘以寒述》）认为六气为病，病位在肺。详细描述了六气乘肺致咳的临床症状：风乘肺者，日夜无度，汗出头痛，涎痰不利。热乘肺者，急喘而嗽，面赤潮热，手足寒，乳子亦多有之。火乘肺者，咳喘上壅，涕唾出血，甚则七窍血溢；燥乘肺者，气壅不利，百节内痛，头面汗出，寒热往来，皮肤干燥，细疮燥痒，大便秘涩，涕唾稠黏。寒乘肺者，或因形寒饮冷，冬月坐卧湿地，或冒冷风寒，秋冬水中感之，嗽急而喘。

（2）六气不同，治疗各异

张子和强调咳嗽的治疗，应根据六气致咳的病因病机选择治法与方剂。感受风邪所致咳嗽，宜采用祛风除湿之法，治以通圣散加半夏、大人参半夏丸，甚至使用汗法治疗。感受暑邪所致咳嗽，宜采用清气分热、泻胃火之法，治以白虎汤、洗心散、凉膈散。感受火邪所致咳嗽，宜采用清热泻火解毒之法，治以黄连解毒汤、洗心散、三黄丸，甚者加以咸寒大下之。感受湿邪所致咳嗽，宜采用清热利湿之法，治以五苓散、桂苓甘露散及白术丸，甚者用三花神佑丸下之。感受燥邪所致咳嗽，宜采用清热利湿消肿调血之法，治以木香葶苈散、大黄黄连阿胶丸，甚者以咸寒大下之。感受寒邪所致咳嗽，宜采用敛肺止嗽、清金降火之法，治以宁神散、宁肺散，有寒痰在上者，以瓜蒂散越之。

张子和强调根据病人体质，因人制宜治疗的思想。指出："然老幼强弱，虚实肥瘦不同，临时审定权衡可也。"（《儒门事亲·卷三·嗽分六气毋拘以寒述》）此外，还注意因时令气候变化而发病的辨治。如大寒丑上初之气为病所发咳嗽，宜以瓜蒂散越之，在下泄之；秋分酉上五之气所发咳嗽，宜以大、小柴胡汤，宜解治表里之剂。

（3）治疗禁忌

张子和还提出咳嗽的治疗禁忌，包括用药禁忌、使用吐法禁忌、使用灸法禁忌、饮食禁忌等。用药禁忌方面，提出不要一出现咳嗽就滥用枯矾、干姜、乌梅、罂粟壳等温燥敛肺止咳之药，应根据具体感邪之不同而有针对性地治疗以祛邪外出。使用吐法的禁忌，如治疗骨蒸热劳咳嗽，指出"亡血则不宜吐"。使用灸法的禁忌，大忌暑月于手腕、足外踝上着灸。因"手腕者，阳池穴也，此穴皆肌肉浅薄之处，灸疮最难痊也"，胸穴、中脘、脐下、背俞、三里等穴亦不宜灸，灸数十壮及燔针而无一效，病人反受苦。对于饮食禁忌，张子和提出，如治咳嗽，大忌酸咸、油腻、生硬热物。其他方面，如病劳嗽"愈后当戒房事"，否则病愈后恃其安，触禁则死。

（4）具体方药

《儒门事亲·卷十五·咳嗽痰涎》载咳嗽痰涎方12首，主治咳嗽者10首。

九仙散　九尖蓖麻子叶（三钱飞过），白矾（二钱），上用猪肉四两，切薄片，以棋盘状切开，中间掺上药物，二味荷叶裹，文武火煨热，细嚼，白汤送下后，用干食压之。

止嗽散　半夏（一两半，汤洗七次），枯白矾（四两），上二味为末，生姜打面糊和丸，桐子大。每服三、二十丸，空心温酒送下。

八仙散　款冬花、佛耳草、甘草、钟乳、鹅管石、白矾、官桂、井泉石，以上各等份，上为细末。每服三钱，水煎服之。（或掺咽喉中。）

三才丸　治嗽。人参，天门冬（去心），熟、干地黄，以上各等份，上为细末，炼蜜为丸，如樱桃大，含化服之。

三分茶　茶（二钱），蜜（二两），荞麦面（四两），上以新水一大碗，约打千余数，连饮之。饮毕，良久，下气，不可停，人喘自止。

石膏汤　治热嗽。石膏（乱文者，一两），人参（半两，去芦），甘草（半两，炙），上为末。每服三钱，新水或生姜汁，蜜调下亦可。

三生丸　治嗽。胡桃仁（一两），生姜（一两，去皮，细切），杏仁（一两），上二味，同研为泥，就和作剂，可得十三、四丸，临卧烂嚼一丸，可数服即止。

化痰延寿丹　天麻（半两），枸杞子（二两半），白矾（一两半，半生半熟），半夏（一两半，汤洗七次），干生姜（一两半），人参（一两），上为细末，好糯酒拌匀，如砂糖，用蒸饼剂蒸熟，去皮，杵臼捣四、五十杵，便丸，如干，入酒三点，丸如小豆大。每服三、五十丸，生姜汤下。

半夏汤　治哕欲死者。半夏（一两，洗），生姜（二两），上二味细切，水二盏，煎至八分，去滓，作二服，食后。

治肺痿喘嗽　汉防己，上为细末。每服三钱，浆水一盏，同煎至七分，和滓温服之。

治年高上气喘促，睡卧难禁　上萝卜子，捣、罗为末，白汤浸调五、七钱，食后服之。或炒、或用糖蜜作剂，为丸服之。

麻黄汤　治因风寒、衣服单薄致嗽。麻黄（不去节），甘草（生用），杏仁（生用），上为粗末。每服三、二钱，水煎，食后温服。

其中，单方为治肺痿喘嗽的汉防己，治年高上气喘促，睡卧难禁的萝卜子。成药包括：九仙散、止嗽散、三才丸、三生丸、化痰延寿丹。汤剂包括：三分茶、石膏汤、半夏汤、麻黄汤。由此可见，张子和所用单方、成药居多，味简力专，便于服用。有内服、有外治，内服如治热嗽之石膏汤用石膏、人参、甘草为末，每服三钱，新水或生姜汁、蜜调下；外治有含化、掺咽喉两种，如治嗽之三才丸用人参、天冬、熟干地黄为细末，炼蜜为丸，含化服之。

（5）病例举例

澧阳刘氏一男子，年二十余岁，病劳嗽咯血，吐唾黏臭不可闻，秋冬少缓，春夏则甚，寒热往来，日晡发作，状如痎疟，寝汗如水。累服麻黄根、败蒲扇止汗，汗自若也。又服宁神散、宁肺散止嗽，嗽自若也。戴人先以独圣散涌其痰，状如鸡黄，汗随涌出，昏愦三日不省，时时饮以凉水，精神稍开，饮食加进，又与人参半夏丸、桂苓甘露散服之，不经数日乃愈。（《儒门事亲·卷六·劳嗽咯血》）

按语： 本案病人劳嗽以实证为主，应先用吐法及先吐后汗法以涌痰祛风，激发正气抗病祛邪，再用化痰去涎、止咳定喘之人参半夏丸，及清暑泄热、化气利水、桂苓甘露散，以汗、吐、下三法结合宣通肺气，从而治疗劳嗽咳血。

12. 痰饮

留饮，即蓄水。即"留饮，止证也，不过蓄水而已"（《儒门事亲·卷三·饮当去水温补转剧论》）。"饮"可留积于人体脏、腑、脏腑间隙或疏松部位。因其所停留的部位不同而临床表现各异，故有"痰饮""悬饮""溢饮""支饮"等不同名称。张子和认为，凡能引起水液代谢失常的因素，皆有可能导致痰饮的产生，即"积水则生湿，停酒则生燥，久则生痰。"(《儒门事亲·卷三·饮当去水温补转剧论》)

（1）痰饮的分类

痰饮根据其来源不同可分为五种：一是膹郁而得之者；二是困乏而得之者；三是思虑而得之者；四是痛饮而得之者；五是热时伤冷而得之者。痰饮的形成主要病因为情志失调、过劳、饮食不节，三者均能导致脏腑功能发生紊乱，水液代谢失常，变生痰饮。

七情所伤，可使人体脏腑气机发生紊乱，水液的正常运行发生障碍，停聚而为痰饮。正如《素问·举痛论》所云："怒则气上，喜则气缓，悲则气消，恐则气下，惊则气乱，思则气结。"张子和认为"夫膹郁而不得伸，则肝气乘脾，脾气不化，故为留饮。肝主虑，久虑而不决，则饮气不行。脾主思，久思而不已，则脾结，故亦为留饮。"(《儒门事亲·卷三·饮当去水温补转剧论》)

劳倦失度，由于身体过度疲劳困乏以致脾胃功能失调，出现倦怠嗜卧之表现，导致饮水后不能布散全身而留滞，出现痰饮。其云："人因劳役远来，乘困饮水，脾胃力衰，因而嗜卧，不能布散于脉，亦为留饮。"(《儒门事亲·卷三·饮当去水温补转剧论》)

饮食不节、饮食失宜，亦是痰饮发生的重要原因。由于饮食不节、饮食失宜，最常伤及脾胃，影响其功能。尤其是饮酒过多，过度饮食，脾胃已满，此时胃主受纳腐熟，脾主运化功能失常，进而导致水液代谢失常，痰饮内生。因饮食而生痰饮者，主要有三个方面，即饮食自倍，饮食不洁，饮食偏嗜。如其所云："人饮酒过多，肠胃已满，又复增之，脬经不及渗泄，久久如斯，亦为留饮。因隆暑津液焦涸，喜饮寒水，本欲止渴，乘快过多，逸而不动，亦为留饮。"(《儒门事亲·卷三·饮当去水温补转

剧论》)

（2）痰饮的症状

痰饮停留在人体不同部位，会出现相应的临床症状。例如：饮邪停留在头面部，可见目黄、面部浮肿；饮邪停留在左胁，可见肿块，状如"复杯"，名曰肥气；饮邪停留在右胁，同息贲；饮邪上入肺者，可致咳嗽；饮邪停留在脾胃，可致支满、痞隔、痰逆；饮邪停留在大肠，可致泄泻；饮邪停留在肾中，可致涌水，濯濯如囊浆；饮邪停留在身体下部，可致大腿及膝部水肿。《素问·气厥论》有云："肺移寒于肾为涌水。涌水者，按腹不坚，水气客于大肠，疾行则鸣濯濯，如囊裹浆，水之病也。"

（3）痰饮的治疗

张子和对痰饮的治疗，强调根据病人体质而因人制宜。如生活条件好的富贵之人，虽中脘留饮以致恶心痞满、烧心反酸，但因长期处于舒适奉养的生活环境，体质较差，恐经受不住峻猛泻利之剂，因而应采用较为温和的理气利水方剂，如木香导饮丸（青皮、陈皮、炮京三棱、广茂炮、黄连、枳壳麸炒各一两、大黄、黄柏各三两、香附子炒、黑牵牛各四两，上为细末，桐子大，用水丸。每服三五十丸，食后，生姜汤下）。如贫苦劳役的乡野之人，因中脘留饮出现心腹满闷、醋心、时时吐酸水者，因此类病人长期处于恶劣的生存环境，若其体质相对健壮者，可采用峻猛泻下之剂，如进食丸（牵牛一两，巴豆三粒去油心膜）以攻坚破积。张子和云："凡膏粱之人，起居闲逸，奉养过度，酒食所伤，以致中脘留饮，恶闷、痞满、醋心，可服木香导饮丸治之。若田野苫茇之人，食疏衣薄，动作劳役，若酒食所伤，心腹满，醋心，时时吐酸水，可用进食丸，以其胜毒也。"（《儒门事亲·卷十一·内伤》）

临床治疗反对一味使用温燥之药，如矾石、巴豆、附子、乌头；温补之药和类似治法，如人参、白术乃至燔针艾火，否则导致水湿内停、心火上升。其云："今之用方者，例言饮为寒积，皆用温热之剂以补之燥之。夫寒饮在中，反以热药从上投之，为寒所拒。水湿未除，反增心火；火既不降，水反下注。其上焦枯，其下焦寒栗……且以白术、参、苓，饮者服之，尚加闭塞；况燔针艾火，其痞可知。前人处五饮丸三十余味，其间有矾石、巴豆、附子、乌头，虽是下攻，终同燥热，虽亦有寒药相参，力孤无援。"（《儒门事亲·卷三·饮当去水温补转剧论》）

（4）病案举例

停饮

一妇从年少时，因大哭罢，痛饮冰水困卧，水停心下，渐发痛闷。医氏咸以为冷积，治之以温热剂，及禁食冷物。一闻茶气，病辄内作。如此数年，燎针烧艾，疮孔数千。十余年后，小便赤黄，大便秘闷，两目加昏，积水转甚，流于两胁。世谓水癖，或谓支饮，磠、漆、棱、茂，攻磨之药，竟施之矣。食日衰，积日茂，上至鸠尾，旁至两胁及脐下，但发之时，按之如水声，心腹结硬，手不可近者。月发五、七次，甚则欲死，诸药皆厌，二十余年。求戴人发药，诊其脉寸口独沉而迟，此胸中有痰。先以瓜蒂散，涌痰五、七升。不数日，再越痰水及斗。又数日，上涌数升。凡三涌三下，汗如水者亦三，其积皆去。以流湿饮之药调之，月余大瘥。（《儒门事亲·卷八·停饮》）

按语： 本案病人由于大哭后痛饮冰水困卧所致，大哭后肺气被郁不得宣发，又痛饮冰水困卧，导致阳气不行，则水饮停留心下。又服用温热之剂及燔针烧艾，导致大便秘结、小便黄赤，双目昏聩，肺气常年不得宣发而出现肝气郁结，则积水加重，停留在两胁，心腹结硬不能触碰，寸口脉沉而迟。张子和认为，本病为痰饮停留胸中，故采用吐法以祛邪外出，则邪去而正安。

13. 痰病

（1）痰病的分证论治

在痰病的分证方面，张子和根据病因以及临床表现的不同，将痰病分为风痰、热痰、湿痰、酒痰、沫痰（即食痰）。其云："凡人病痰发者，其证不一，盖有五焉。一曰风痰，二曰热痰，三曰湿痰，四曰酒痰，五曰沫痰。"对痰病的病因，明确提出"如新暴风痰者，形寒饮冷；热痰者，火盛制金；湿痰者，停饮不散。可服加减连翘饮子、除湿丹、无忧散。亦有酒痰者，解毒三圣丸至之。五者食痰，可用汉防己丸，丹砂选而用之。"（《儒门事亲·卷十一·风论》）。

风痰，是因为膈上有热，表现为头目不清，咳唾鼻涕黏稠。有的表现为咳嗽而喘，时发潮热。治疗时可采用吐法，即选用独圣散吐之，吐后服用搜风丸及人参半夏丸（人参、茯苓、南星各半两、半夏、干生姜、生白矾、凝水石各一两、蛤粉二两、薄荷半两、藿香半两，上为细末，与藏用丸末各中停，水丸如豌豆大。每服三十丸，生姜汤送下）。若出现风证偏枯，口眼歪斜，涎多昏愦，痰唾粘稠，或时喘咳者，可用凉膈散（大黄一两，连翘四两，甘草、黄芩、薄荷、朴硝、山栀各一两。上为粗末，每服三五钱。水一盏，入蜜、竹叶，煎三五沸，去滓，温服）以凉膈泄热，治疗上、中二焦积热，烦躁多渴，面热头昏、唇焦咽燥，舌肿喉闭，目赤鼻衄，颔颊结硬，口舌生疮，涕唾稠粘，睡卧不宁，谵语狂妄，大便秘结，小便热赤。

热痰为火盛制金，饮食辛辣所致，其临床表现为烦热，咳吐颇难，间有口干；寒痰表现为心下脐上结硬如斗，按之如石，寸脉皆沉。治疗应采用吐法即瓜蒂散以吐之；至吐出大量涎沫后，以人参调中汤（沉香二两、木香半两、白豆蔻一两、甘草一分、脑子一钱、麝香半钱、人参半两，上为细末，每服半钱，用沸汤点服。或入生姜、盐少许，食后服），调理脾胃，宽中顺气。或者以五苓散（官桂、泽泻、猪苓去黑皮、茯苓去皮、白术各半两，上为细末，每服二钱，热汤或新水调下），利水渗湿、温阳化气即可。

湿痰者由于湿气凝滞，导致水湿内停。治疗可采用加减连翘饮子、除湿丹、无忧散。

酒痰、食痰皆因饮食过度所致，酒痰可选用解毒三圣丸治疗，食痰可选择使用汉防己丸、丹砂治疗。

张子和认为五脏皆可生痰。外邪犯肺，肺失宣肃，或郁结化热，或化燥伤阴，均可使津液凝结而成痰；外感湿邪，或饮食不节，或思虑劳倦，脾胃受伤，则水谷精微运化无权，水湿凝聚成痰；肾阳不足，开阖失司，水湿上泛，可聚而为痰。肺的通调涩滞，脾之转输无权，肾之蒸化失职，三者互为影响，均为痰证之因。肝为风痰之窠，痰常蒙蔽神明，并创造性地提出了"痰迷心窍"之说，为运用中医痰证理论治疗情志疾病，进行了有益的尝试。

（2）病案举例

风痰

常仲明之子，自四岁得风痰疾，至十五岁转甚，每月发一、两次，发必头痛，痛则击数百拳，出黄绿涎一、两盏方已。比年发益频，目见黑花，发作昏不知人，三、四日方省。诸医皆用南星、半夏化痰之药，终无一效。偶遇戴人于瀹水之南乡，戴人以双解散发汗，次以苦剂吐痰，病去八、九，续以分剂平调，自春至秋，如此数次，方获全瘥。（《儒门事亲·卷六·风痰》）

按语： 本案病人为风痰之疾发作出现头痛之症。张子和认为，本病为"三阳受病，皆胸膈有宿痰之致然也"。病人胸膈有宿痰，阳气郁结，且膈上有热，以至"痰迷心窍"而昏不知人。因病人吐出痰涎有缓解之势，故而提出治疗应采用汗、吐之法以祛邪外出，方用双解散以发汗，汗出则阳气布散，再用泻火之苦剂以吐痰，则邪去而正安，吐后采用平和之剂以调养则痊愈。

14. 泄泻

（1）泄泻的分类

《难经·五十七难》有五泄之分，谓"泄凡有五，其名不同。有胃泄，有脾泄，有大肠泄，有小肠泄，有大瘕泄，名曰后重"。张子和治疗泄泻，提出"胃泄风湿""脾泄暑湿""大肠泄燥湿""小肠泄热湿""大瘕泄寒湿"的观点，并详细阐释不同类型泄泻的病因病机及治疗。例如：胃泄是由于感受风湿之邪，出现饮食不消，完谷不化的症状，治疗宜选用宣通温化之剂。脾泄是由于感受暑湿之邪，出现腹胀满、下注之症，治疗宜选用淡渗之剂、甘缓之剂、清利之剂。大肠泄是由于感受燥湿之邪，出现肠鸣脘腹疼痛明显之症，治疗宜先选用寒剂，之后选用甘缓之剂。小肠泄是由于感受湿邪而生热，导致出现小便多、大便带脓血，且少腹疼痛，治疗宜先用寒剂，之后选用淡渗利湿及甘缓之剂。大瘕泄是由于感受寒湿之邪，出现里急后重，频繁如厕但大便不出，治疗宜先用清利之剂、寒剂，之后再用淡渗利湿及甘缓之剂治疗。

（2）泄泻的传变

张子和在《儒门事亲·卷十·金匮十全五泄法后论》中，对本病病情轻重的发展变化过程进行了详细的阐释。如其所云："若胃泄不已，变而为飧泄。飧泄不已，变而为洞泄。洞泄不已，变而为脾泄寒中，此风乘湿之变也。若脾泄不已，变而为霍乱。霍乱不已，变而为注下。注下不已，变而为肿蛊。此暑乘湿之变也。"又如，"若大肠泄不已，变而为膜胀；膜胀不已，变而为肠鸣。肠鸣不已，变而为支满弩溏。此燥乘湿之变也。""若小肠泄不已，变而为肠澼。肠澼不已，变而为脏毒。脏毒不已，变而为前后便血。此热乘湿之变也。""若大瘕泄不已，变而为脱肛。脱肛不已，变而为广肠痛。广肠痛不已，变而为乳痔肠风。此寒乘湿之变也。"

（3）病案举例

案例1：汗法治疗飧泄

赵明之，米谷不消，腹作雷鸣，自五月至六月不愈。诸医以为脾受大寒，故并与圣散子、豆蔻丸，虽止一、二日，药力尽而复作。诸医不知药之非，反责明之不忌口。戴人至而笑曰：春伤于风，夏必飧泄。飧泄者，米谷不化，而直过下出也。又曰：米谷不化，热气在下，久风入中。中者，脾胃也。风属甲乙，脾胃属戊己，甲乙能克戊己，肠中有风，故鸣。经曰：岁木太过，风气流行，脾土受邪，民病飧泄。诊其两手，脉皆浮数，为病在表也，可汗之。直断曰：风随汗出。以火二盆，暗置床之下，不令病人见火，恐增其热。给之入室，使服涌剂，以麻黄投之，乃闭其户，从外锁之，汗出如洗。待一时许，开户，减火一半，须臾汗出，泄亦止。(《儒门事亲·卷六·飧泄》)

按语：张子和认为，病人为感受风邪入里导致脾胃运化不利而出现飧泄。又诊察病人两手脉浮数，病在表，因而确定使用汗法以祛邪外出，即"风随汗出"，因而采用火盆熏蒸发汗法，同时服用涌剂，并用麻黄以发汗解表，则愈。

案例2：通因通用法治疗滑泄

有一妇，年三十余，病滑泄经年，皆云虚中有积。以无忧散，五七日一服，至二十服不效。又服缠积丹、软金丸诸药，皆不效。其人服药愈速，病势愈甚，食饮日减。人或谓曰：此休息痢也。宜灸中脘及左右穴，脐下气海及膀胱穴，以三里引之。每年当冬至日、夏至日灸之。前后仅万余壮。忽门外或者曰：此病我屡识，盖大伤饮之故。即目桃花正开，俟其落时，以长棘针刺之，得数十萼，勿犯人手，以白面和作饼子，文武火烧，令熟，嚼烂，以米饮汤下之。病人如其言服之。不一二时，泻如倾，前后泻六七日，仅数百行，昏困无所知觉，惟索冷水，徐徐而饮。至六、七日，少省。尔后食日进，神日昌，气血日和。不数年，生二子。此人本不知桃花萼有取积之神效，亦偶得泻法耳！（《儒门事亲·卷二·偶有所遇厥疾获瘳记》）

按语： 张子和擅用下法治疗滑泄之病。本案病人病滑泄多年，曾采用灸中脘及左右穴，脐下气海及膀胱穴、足三里穴，每年冬至、夏至灸之，大概万余壮治疗，不仅未取效，病情日重。偶然服用桃花萼泻下积滞而痊。张子和认为本病是由于伤大饮所致，因而采用通因通用法，即桃花萼以白面和作饼子，用文武火烧熟后嚼烂，以米饮汤通泻其停留于体内之饮。先后泻六七日后，病愈。

15. 肺痈

张子和强调疾病诊断不仅应四诊合参，同时也应将症状与体征相结合进行诊断。尤其对于小儿肺痈的诊疗原则，张子和还特别强调应早期诊断、早期治疗，按照此原则诊疗则预后良好。现就具体病案举例如下：

武阳仇天祥之子，病发寒热，诸医作骨蒸劳治之，半年，病愈甚，以礼来聘戴人。戴人往视之，诊其两手脉，尺寸皆潮于关。关脉独大，戴人曰：痈象也。问其乳媪，曾有痛处否？乳媪曰：无。戴人令儿去衣，举其两手，观其两胁下，右胁稍高，戴人以手侧按之，儿移身乃避之，按其左胁则不避。戴人曰：此肺部有痈也，非肺痈也。若肺痈已吐脓矣，此不可动，止可以药托其里，以待自破。家人皆疑之，不以为然。服药三日，右胁有三点赤色。戴人连辞云：此儿之病，若早治者，谈笑可已，今已失之迟，然破之后，方验其生死矣。若脓黄赤白者，生也；脓青黑者，死也。（《儒门事亲·卷六·肺痈》）

按语： 由本案可以看出，患儿见恶寒发热、右胁高、痛不可触、关脉大。患儿病发寒热，诸医作骨蒸劳治之，长达半年之久。现关脉独大提示肝气郁结日久，导致痰热脓毒内蕴娇脏，热盛肉腐血败而化脓，气津耗伤，邪伏深入，正虚邪毒包裹，无力穿溃，慢性迁延而形成慢性肺痈。张子和认为"邪去则正气自复"，因此应采用托毒外出之法，使无形之邪热随有形之脓毒瘀血外泻，给邪以出路，方可泻热存阴救亡。无论外痈、内痈皆如此。其认为本病应在正气未虚之时及时托毒排脓方可治愈，若病人正气已虚难以祛邪外出则预后不良。因此对庸医误人深恶痛绝，并以此为例提出医生应提高自身的临床诊疗水平，不要人云亦云，尤其是儿科疾病，起病急发病快，更应重视早期诊断早期治疗。

16. 狂躁

张子和对本病的认识，深受刘河间"躁扰狂越，皆属于火"；"心火旺而肾水衰，乃失志狂越"；"火实制金，不能平木，故肝实则多怒而发为狂"观点的影响，认为狂证的病机不离火热，发病脏腑在心；治疗宜采用汗吐下三法以清泻火热，通畅气血；气血流通，"邪去而正安"。现就具体病案举例如下：

一叟，年六十，值徭役烦扰而暴发狂，口鼻觉如虫行，两手爬搔，数年不已。戴人诊其两手脉，皆洪大如纼绳，断之曰：口为飞门，胃为贲门。曰口者，胃之上源也；鼻者，足阳明经起于鼻，交频之中，旁纳太阳，下循鼻柱，交人中，环唇，下交承浆，故其病如是。夫徭役烦扰，便属火化，火乘阳明经，故发狂。故经言：阳明之病，登高而歌，弃衣而走，骂詈不避亲疏。又况肝主谋，胆主决。徭役迫遽，则财不能支，则肝屡谋而胆屡不能决，屈无所伸，怒无所泄，心火磅礴，遂乘阳明金，然胃本属土，而肝属木，胆属相火。火随木气而入胃，故暴发狂。乃命置爊室中，涌而汗出，如此三次，《内经》曰：木郁则达之，火郁则发之。良谓此也。又以调胃承气汤半斤，用水五升，煎半沸，分作三服，大下二十行，血水

与瘀血相杂而下数升，取之乃康。以通圣散调其后矣。（《儒门事亲·卷六·狂》）

按语：张子和认为，本病是由于"徭役烦扰，便属火化"、"心火磅礴"所致。"火随木气而入于胃，故暴发狂"，"心火磅礴，遂乘阳明金"。而病人出现口鼻觉如虫行，两手爬搔，脉象洪大等，均说明病在阳明经。因此，采用汗法、吐法来清泻火热、通畅气血，使阳郁得伸，火郁得发。又用调胃承气汤泻下，以祛阳明经火热，从而使得邪气被祛除，全身气血流通不壅滞。

17. 其他

张子和治疗破伤风、抽搐等，在运用吐法的同时，巧妙地配以"汗法"，用麻黄剂或通圣散之类解表散邪。其治疗惊痫、狂证，在运用下法的同时配以桂枝麻黄之属透邪愈疾。治疗风搐反张，运用吐法、下法并配以铍针之法，即汗法，以祛邪外出。先涌风痰二三升，再以寒剂下十余行，又以铍针刺百会穴，至大量出血（出血二杯）。治疗"癫疾"更"大发汗"，遍塞风隙，以三圣散吐之，使患者汗出周身，如卧水中，两足心微有汗。次以舟车丸、浚川散，大小五七行。更以浮萍散为主方治疗癫风，使其"汗出即解"等。以上治法及方药，都体现了攻邪为主的学术思想。张子和根据邪气的性质、病变的部位及具体症状之不同，以汗、吐、下法分而治之，强调"不可畏攻而养病"，处处强调了祛邪的重要性。

张子和治疗牙痛，也体现了独到之处。首先，其记载牙病外治方药虽然不多，但均为专病专方专用。如牙宣药专为牙宣而设，牙疳药只用于治疗牙疳，牙痛药用于各种牙痛。此外，张子和所用药物不多，但却具多样性。其中，有常规的芳香化浊、清热解毒、去腐生肌、止痛止血药物，还有枯矾、轻粉等，并保留了其攻邪善用的大黄。且善于用食补配合药物治疗。用时诸法灵活配合，交互应用。

案例1：汗法治疗小儿全身水肿

鄢之营兵，秋家小儿，病风水。诸医用银粉、粉霜之药，小溲反涩，饮食不进，头肿如腹，四肢皆满，状若水晶。家人以为勉强，求治于戴人。戴人曰：此证不与壮年同。壮年病水者，或因留饮及房室，此儿方七岁，乃风水证也，宜出汗。乃置燠室，以屏帐遍遮之，不令见火。若内火见外火，必昏愦也。使大服胃风汤而浴之。浴讫，以布单重复之，凡三、五重，其汗如水，肿乃减五分，隔一、二日，乃依前法治之。汗出，肿减七分，乃二汗而全减。尚未能食，以槟榔丸调之，儿已喜笑如常日矣。（《儒门事亲·卷六·风形·小儿风水》）

按语： 张子和擅用汗法治疗小儿全身水肿。本案小儿得风水之病，又因误用银粉、粉霜等温燥之药，导致出现小便涩滞，饮食不进，头面四肢皆肿。张子和认为，应采用发汗解表祛风之法治疗，因为小儿体质嫩弱，藩篱疏薄，故不宜采用麻黄、桂枝、通圣、双解等习用方发汗，而是采用"浴以温汤、渍形以为汗"，"乃置燠室"，"暖处取汗"等外治法，达到解肌宣腠祛邪的作用，使邪去而正不伤，则愈。

案例2：吐下之法治疗牙痛

泽州李继之，忽病牙痛，皱眉不语。栾景先见之曰：何不乐也？曰：无牙痛药。曰：曾记张戴人云：阳明经热，有余也，宜大下之。乃付舟车丸七十粒。服毕，遇数知交，留饮，强饮热酒数杯，药为热酒所发，尽吐之，吐毕而痛止。李大笑曰：戴人神仙也。不三、五日又痛，再服前药百余粒，大下数行，乃愈。（《儒门事亲·卷六·火形·牙痛》）

按语： 胃属阳明经脉，阳明经脉上行头面，络于牙龈。张子和弟子栾景先遵师之法，认为本案病人病牙痛，为阳明腑热，随经上扰所致，治疗应使用吐、下之法，方药选择舟车丸以泄热通腑，导热下行，使邪自下而去；或使用吐法，使邪自上而去，则牙痛可止。

（二）妇科

张子和《儒门事亲》卷五、卷六、卷七，共记载妇产科疾病医案 25 例，其中运用汗、吐、下三法治疗的妇产科疾病，包括妇人月事沉滞、血崩、经血暴下、赤白带下、月事不来、妇人无子、小产、大产、产后心风、产前喘、血崩、妇人二阳病、月闭寒热、白带、泻儿、孕妇便结、孕妇下血等，共 17 例。在《儒门事亲·卷十二·三法六门》，及《儒门事亲·卷十五·世传神效名方》中，共收录妇产科专方 24 首。其诊疗特色如下：

1. 主痰湿瘀热

张子和强调，痰湿瘀热为妇科经、带、胎、产的主要病因，因此运用涌吐痰湿法以治带下病，运用吐痰祛瘀法以疗血崩、不孕。带下病，唐宋以前主于风冷，张子和崇刘完素湿热之说，以寒凉立论，反对温补之风，对带下从湿热论治，用药力主寒凉泻火。此外，其以瘀立论治疗妇科疾病经验丰富，计有血崩、经闭、不孕、小产及产后等疾，而以产后主瘀最有意义。张子和认为，产后皆是败血恶物，应以四物汤与凉膈散泄热凉血止血，恶物除尽方可。如其所云："曷若四物汤与凉膈散停对，大作汤剂而下之，利以数行，恶物俱尽，后服淡甘之剂自愈矣！"其针对世医一见产后"便用温热之剂，养血补虚，止作寒治，举世皆然……若此误死者，不可计之"（《儒门事亲·卷一·服药一差转成他病说》）之时弊，而力主产后病当除痰湿瘀热。其云："世俗竞传黑神散之属，治产后一十八证，非徒其不愈，则经脉涸闭，前后淋闭，呕吐嗽痰，凡百热证生矣！"（《儒门事亲·卷一·服药一差转成他病说》）张子和是以寒凉之法治疗妇科疾病的倡导者，其强调一味使用温补之药治疗妇科疾病，易致变症频生。

2. 吐泻以攻邪

张子和主张，治疗妇产科疾病时，可运用吐法与下法，反对一味使用温补之法。其多用吐法治疗带下病、闭经、不孕等，认为不孕为胸中有痰阻隔，胃气不通，则阴阳升降失常，主张先涌后泻去其痰实结滞，再以食疗补虚。其采用下法治疗的妇科病证，包括经、带、孕、产、乳等方面的疾病。如治疗白带的方剂，有导水丸、禹功散，或单用无忧散等。对于血崩，张子和提出"妇人经血，终于七七之数"，年老妇人经血暴下因为"火主暴速，亦因暴喜、暴怒、忧结惊恐之致然也"。认识到年老之妇，天癸已尽，月经应终于七七之数。本不当下血，而突然暴下，多因阳热过盛，情志过激所致。盖血得热而流散，故提出先以黄连解毒汤清泻其火，继以凉血止血之剂调和之，方可治愈。对于赤白带下，主张运用泻湿法。另外，还强调大产之后勿要一味温补。

3. 攻邪之原则

张子和特别强调，对于胎孕重身慎用吐下之剂。其就孕妇病疟的治疗，指出："如大便结硬，可用大柴胡散。微溏过，不可大吐泻，恐伤其孕也。"（《儒门事亲·卷五·双身病疟》）说明张子和在治疗妊娠期间诸病时，首先考虑到维护胎元为其首要，并强调不可过用汗、吐、下三法，因有伤胎孕之忧。

张子和还指出，大产之后勿一味温补。妊娠是妇女的正常生理功能，不能一味作虚作寒论，因此不可一味使用温补之剂。如其所云："妇人大产，十月满足降诞者是也。或脐腰痛，乃败血恶物之致然也……可用导水丸、禹功散，泻五、七行。慎不可便服黑神散、乌金散燥之。"（《儒门事亲·卷五·大产》）

4. 食疗以安正

张子和治疗带下病、经闭、血崩、不孕等，使用吐泻之法攻邪后，强调"开胃进食""补之以食"，用葱白粥、鲤鱼汤等食补之法。强调"凡精血不足者，当补之以食"。其治疗产后缺乳，多用精猪肉清汤、猪蹄汤，再调和美味而食之。在《儒门事亲·卷七》，治疗孕妇便结，即以饮食疗养，用花碱煮菠菱葵菜，以车前子苗作茹，掺杂猪羊血作羹食用，以养血滋燥，润肠通便。由此可见，张子和运用食疗方法十分娴熟，促进了食疗的发展。

5. 重灵活变通

对于顽症痼疾，或舍脉从证，或舍证从脉，重灵活变通之法。如张子和对"双身妇人"感"伤寒、时气、温疫、头痛身热"者，用"升麻汤"一两，次以"长流水加生姜枣，煎五苓散热啜之"，"汗出尽"加以治疗；治疗"孕妇便结"，出现大便燥结，小便淋涩者，告诫医家慎用疏导之药；对于胎堕三次，此次孕三月，脉滑大，溲溺结涩者，张子和认为"津亏血虚"而独重食疗，遵《周礼》"滑以养窍"之旨，嘱"多以各种蔬菜拌猪、羊血为食"，使其气血生化有源，津液流畅，则可润肠通便，又可食养补虚。

6. 具体病症

（1）带下病

张子和论治带下病的理论源于《内经》，认为赤白带下的病因为欲望过度，难以得到满足而出现情志不畅，且入房太甚即房劳所致。其云："思想无穷，所愿不得，意淫于外，入房太甚，发为筋痿。淫衍白物，如精之状，男子因溲而下，女子绵绵而下。"（《儒门事亲·卷一·证妇人带下赤白错分寒热解》）其治疗妇人带下病时，明确提出"余知其实而有寒痰在胸中"，此乃水湿内停日久生热，湿热互结而致带下。

张子和提出，带下病主于湿热，对带下病机的认识有三：一是十二经均可诱发，具体发病经络并不确定；二是病位主要在少腹带脉所循行之处；三是病证属于湿热郁结。如《儒门事亲·卷一·证妇人带下赤白错分寒热解》指出："十二经与八道经脉，通身往来。经络共二十道，上下流走，相贯周环，昼夜不息，与天同度……然此十二道经络，上下周流者，止一十九道耳！惟带脉起少腹侧季胁之端……环身一周，无上下之源，络脬"

而过，如束带之于身。《难经》曰：带之为病，溶溶如坐水中……任脉者，女子在养胎孕之所……冲、任、督三脉，以带脉束之。因余经上下往来，遗热于带脉之间。热者，血也。血积多日不流，火则从金之化，金曰从革而为白，乘少腹间冤热，白物滑溢，随溲而下，绵绵不绝，多不痛也……病非本经，为他经冤抑而成此疾也。"

张子和对《诸病源候论》《太平圣惠方》中"冷则多白，热则多赤"的诊断要点持有不同看法，认为赤白带下只可以之区分得病之早晚，不可用其色泽区分寒热而治之，否则会出现其他变证。如其言"遗客热于少腹，久不去，从金化而为白"（《儒门事亲·卷一·证妇人带下赤白错分寒热解》）。

带下病是湿热之邪传于小肠，如胻经下赤白，应采用治湿法治之，不可骤用峻热之药燥之，否则会出现烦渴、小便不利、面部与足部浮肿甚则不治。张子和强调，本病治疗时应根据湿热郁结的病机，"先以导水、禹功泻讫，次以淡剂降心火，益肾水，下小溲，分水道，则自愈矣"（《儒门事亲·卷一·证妇人带下赤白错分寒热解》）。还在《儒门事亲·卷五·赤白带下》明确指出："夫妇人赤白带下，或出白物如脂，可服导水丸、禹功散，或单用无忧散，量虚实加减。泻讫，次用桂苓丸、五苓散、葶苈木香散，同治湿、治泻法治之。或用独圣散上涌亦可也。"

据张子和分析，本病病因多为情志不舒、入房太甚，病机以湿热郁结为本。因此治疗强调以"治湿、治泻法治之"。其治则治法是，先以吐、下之法，导泄湿热，后用淡渗利湿之法，不可骤用峻热之药。即治疗分三步骤进行：首先以瓜蒂散（独圣散）或茶调散（瓜蒂、好茶为末）涌吐；至吐出痰涎后，其次用浆粥养其胃气；再以导水丸（大黄、黄芩、滑石、黑牵牛）、禹功散（黑牵牛、茴香、木香、生姜汁）泻下水积。在诊断治疗过程中，当辨析虚实。吐、泻之后，再根据病人具体情况辨证论治，或以淡剂渗泄之药，或以寒凉之药清热，或以食疗之品扶正。

（2）血崩

血崩之症，多发生在中年以上妇女，为妇科之大病，多由于"五志"过极为病。因暴怒、暴喜、过度忧虑惊恐，导致阳热过盛、情志过激，以致血得热而流散。此时妇女多天癸已尽，本不当下血而突然暴下，故强调本病"非寒也"，治疗时首先应清热泻火，再以凉血止血之剂调和，方能治愈。世俗医生治疗时多偏补气血、养脾升胃止血。张子和认为此治法有误，指出"举世以虚损治之，莫有知其非者"，此时"天癸已尽，本不当下血。盖血得热而流散，非寒也。夫女子血崩，多因大悲哭。"（《儒门事亲·卷六·火形·血崩》）

张子和认为，大凡五志过极都属于火。火郁则血热妄行，主张发病初期方药，选择黄连解毒汤以清心火，再以凉血止血之剂，包括凉膈散，四物汤，或香附子二两（炒）、白芍二两（焙）、当归一两（焙），三味同为细末，水调下，再服槟榔丸，以收全功。

治疗禁忌：本病不能使用温燥峻热之药，否则会导致严重后果。"慎不可以热治之"，"慎勿作冷病治之。如下峻热之药治之必死"（《儒门事亲·卷十一·火类门》）。

（3）经闭

据《儒门事亲》记载，经闭有"月事不来""月事沉滞""月闭""血涸不月""月事不行""经闭""血闭""妇人血枯"等病名，并有多处论述，散见于卷二、卷三、卷五、卷六、卷八、卷九、卷十一、卷十五中。

经闭的病机主要有以下三点：首先是心气不得下通，胞脉闭塞。其理论来源于《素问·评热病论》，即"月事不来者，胞脉闭也。胞脉者属心而络于胞中，今气上迫肺，心气不得下通，故月事不来也"。此强调心气不得下通，故月事不来。其次，是心脾受病致月事不来。如《素问·阴阳别论》云："二阳之病发心脾，有不得隐曲，女子不月。"据此，张子和提出，"女人二十上下而血不流，皆二阳之病也……夫二阳者，阳明也，胃之经也。心受之则血不流，脾受之则味不化。故男子少精，女子不月"（《儒门事亲·卷二·推原补法利害非轻说》）。第三是瘕聚血滞。其云："凡妇人月事沉滞，数月不行，肌肉渐减……则伏瘕为沉。沉者，月事沉滞不行，故云'伏瘕。'"又云："女子不月，血滞之病也。"（《儒门事亲·卷十一·火类门》）

对于经闭的治疗，张子和主张吐、泻结合，使"湿水上下皆去，血气自行沸流，月事不为水湿所隔，自依期而至矣"（《儒门事亲·卷六·妇人二阳病》）。先宜茶调散涌吐以宣畅气机，通降心气。心气既降，根据虚实选用理气、活血、清热之剂。如选用养血清热之玉烛散，或活血化瘀通经之通经散，以开胞脉之滞。《儒门事亲·卷六》记载"月闭寒热"案即是此例。心脾受病者，治拟"抑火升水，流湿润燥，开胃进食"。抑火升水，则水火既济而心病愈，血脉有主；运湿健脾，滋胃开食，则化源足，气血充溢，故月事如期。此类闭经，"不用虻虫水蛭之类有毒之药……当补之以食……偏胜而成夭阙"。如"妇人二阳病"案即是佐证。对于伏瘕血滞者，"结硬如块，面黄不月"，急宜选用活血清热通便之桃仁承气汤。即"急宜桃仁承气汤加当归，作大剂料煎服"。或用涌泄法以去胶结之痰瘀，瘀滞得通，经水自下。张子和在《儒门事亲·卷八》记载有其治疗伏瘕的病案，用后法而获效验。

使用注意：本法多用于实积经闭及虚热经闭。虚热经闭使用本法时，需首先注意有出血症状者严禁使用吐法；其次，涌吐时应"轻吐"、"轻涌"；第三，吐下之后应固护正气，采用食疗之法以补养人体正气。

（4）不孕

张子和认为，妇人不孕，不管月经是否正常，其机理是由于阴不升而阳不降，上下不得交通，出现阻隔、阻滞情况。其云："凡妇人年二、三十，无病而无子，经血如常，或经血不调，乃阴不升而阳不降，此上下不得交通，有所滞碍，不能为用故也……虽服妙药、针灸，亦不能孕。盖冲脉、督脉、任脉有此病，不能孕故也。"（《儒门事亲·卷十一·寒门》）由此可见，不孕多是由于胸中痰阻，胃气不通，导致阴阳升降失常所致。因此治疗法则为先涌吐寒痰，后泻下瘀浊，以去痰实结滞，降心火，滋肾水，达到水火既济之效。之后再根据寒热虚实分而治之，使气血合度，方孕而有子。故言："用吾此法，无不子之妇，信然。"

张子和治疗不孕症，治法是先用独圣散涌吐，再用导水丸、禹功散泻下，以通行瘀滞。但他治疗此病绝非惟攻是要，而是在使用吐泻之法攻邪之后，同治疗上述带下、经闭之法一样，注意"食疗补养"，"服葱白粥三五日，胃气宣通，肠中得实"。即补后天助先天，强壮脾胃，调理气血，以固护人体正气，达到助胎孕之目的。《儒门事亲·卷十五》载有其治疗不孕症的名方诜诜丸，此方由当归、熟地黄、川芎、人参等药组成，为调和阴阳、气血双补之名方。由此可见，张子和重视脾胃后天补养，调理气血以助孕的学术思想。

（5）生产及产后病

张子和认为，妇人小产的病因病机主要有：情志刺激，包括暴怒、过度忧虑惊恐，或者过度悲哀；过劳跌打损伤又外感风寒之邪，或者感受暑热之邪所致。如《儒门事亲·卷五·小产》云："凡妇人半产，俗呼曰小产也……或因忧、恐、暴怒、悲哀太甚，或因劳力，扑打损伤，及触风寒，或触暴热。"治疗则用凉血活血的玉烛散、通经散、汤之类。

关于妇人难产，多由于燥涩紧敛导致产户不能开通所致。预防之法，在应产之月之前先服益元散，每天服三次，则容易生产。《儒门事亲·卷十一·火类门》中，专门论述了难产预防之法。即"宜先于降诞之月，自月之日，用长流水调益元散，日三服，产必易。产后亦无一切虚热气血不和之疾。如未入月，则不宜服之，以滑石滑胎故也。"

对于产后病，《儒门事亲》载有"产后心风""产后血迷""产后潮热"等。张子和认为，产后多血瘀之证，因此提出"产后主于瘀"之说。"妇人产余之疾，皆是败血恶物，发作寒热，脐腹撮痛，乳潼枯涸，食饮稍减。"治疗法则应先补血养血、凉血清热，选用四物汤及凉膈散治疗，再服淡甘之剂以温中补虚，长养气血，以扶助人体正气。"四物汤与凉膈散停对，大作汤剂而下之，利以数行，恶物俱尽，后服淡甘之剂自愈矣"（《儒门事亲·卷一·服药一差转成他病说》）。

产后病，禁用温燥之热药。因产后多恶物败血，若用温燥之药则血热妄行，容易出现血崩之症，即"产得热而血愈崩"。过用温燥之药，还会导致热证频出。如张子和云："世俗竞传黑神散之属，治产后一十八证，非徒其不愈，则经脉涸闭，前后淋闭，呕吐嗽痰，凡百热证生矣！"（《儒门事亲·卷一·服药一差转成他病说》）

7. 妇科常用方药

据《儒门事亲·卷十五·妇科病证》记载，治疗妇科疾病有15首处方，其中治疗带下病的名方如圣丹，是张子和治疗带下外用之方，为阴道坐药之典范。

如圣丹：治妇人赤、白带下，月经不来。枯白矾、蛇床子，以上各等份。上为末，醋打面糊丸，如弹子大，以胭脂为衣，绵子裹，纳于阴户。热极再换。

诜诜丸：疗妇人无子。当归、熟地黄，以上各二两；玄胡索、泽兰，以上各一两半；川芎、赤芍药、白薇、人参、石斛、牡丹皮，以上各一两。上为末，醋糊为丸。每服五十丸，桐子大，空心酒下。

当归散：治月经欲来前后腹中痛。当归（以米醋，微炒），玄胡索（生用），没药（另研），红花（生用）。上为末，温酒调下二钱服之。

治产妇横生：蓖麻子三十个，研烂，妇人顶上剃去发少许，以上药涂之。须臾觉腹中提正，便刮去药，却于脚心涂之，自然顺生也。

治血崩：蚕砂，不以多少。上为末。每服三、五钱，热酒调下服。又方：贯众去须，剉碎。或用酒醋煎三钱，煎至七分，去滓温服，一服立止。

当归散：治血崩。当归一两、龙骨一两（烧赤）、香附子三钱（炒）、棕毛灰半两。上为细末，空心，米饮调下三、四钱。忌油腻，鸡、猪、鱼、兔等物。

莲壳散：干莲蓬（烧灰存性），棕榈皮及毛（各烧灰），以上各半两，香附子二钱（炒）。上为细末。每服三、四钱，空心米饮汤调下服之。

治妇人血枯：川大黄，为末，醋熬成膏，就成鸡子大，作饼子，酒磨化之。

三分散：治产后虚劳，不进饮食；或大崩后虚劳。白术、茯苓、黄芪、川芎、芍药、当归、熟、干地黄，以上各一两；柴胡、人参，以上各一两六钱；黄芩、半夏（洗切）、甘草（炙），以上各六钱。上为粗末，每服一两，水一大盏煎至半盏，去滓温服，日二服。

治产后恶物上潮痞结，大小便不通：芒硝、蒲黄、细墨各等份。上为末。用童子小便半盏，水半盏，调下服之。

治妇人产后虚弱，和血通经：当归一两（焙），芍药二两，香附子三两（炒）。上为细末，每服一、二钱，米饮调下，服之无时。

治妇人产后恶物不出，上攻心痛：赤伏龙肝（灶底焦土研细），用酒调三、五钱，泻出恶物立止。

治娠妇下痢脓血及咳嗽：白术、黄芩、当归各等份。上为末，每服三、五钱，水煎，去滓，食前。加桑皮止嗽。

百花散：治妇人产中咳嗽。黄柏、桑白皮（用蜜涂，慢火炙黄色为度）

二味各等份。上为细末，每服一、二钱。水一盏，入糯米二十粒，用煎至六分。以款冬花烧灰六钱，搅在药内同调，温服之。

治妇人吹奶：以桦皮烧灰存性，热酒调下三钱，食后服之。又方：马明退五钱（烧灰），轻粉三钱，麝香少许。上为细末。每服二钱，热酒调下服之。又方：以皂角烧灰，蛤粉和。又方：以淘米木杓上砂子七个，酒下。以吹帚枝透乳孔，甚妙。

（三）儿科

张子和采用汗、吐、下三法治疗儿科疾病。在《儒门事亲》所录儿科24例医案中，有13例治以汗、吐、下三法。其中包括小儿通身浮肿、小儿风水、疮疱瘾疹等，占一半以上，积累了宝贵的经验。

1. 注重攻邪三法

张子和对于小儿外感疾病，往往可以一汗而解；小儿内伤饮食，积滞于上，则探而吐之；小儿积滞于中，可消而化之；小儿若积滞不消，大便燥结者，则下之而愈。因小儿体质柔弱，为防止发汗太过，采用汗法治疗时，强调"浴以温汤、渍形以为汗"，"乃置燠室"，"暖处取汗"等促使发汗方法的外治法，以达到祛邪外出、解肌发表的治疗目的。如《儒门事亲》卷六，记载其运用汗法治疗小儿悲哭不止。其云："心火甚而乘肺，肺不受其屈，故哭。"肺主皮毛，汗出则肺热散矣，浴止而啼亦止。乃命服凉膈散加当归、桔梗，以竹叶、生姜、朴硝同煎服，泻膈中之邪热。还用此法治疗"小儿风水"，其要点在于"使大服胃风汤而浴之"。浴后以布单重覆之，凡三、五重，"其汗如水"，肿乃减。循此法几日，"儿已喜笑如常日矣。"（《儒门事亲·卷六·小儿风水》）

张子和除创吐涎散以涌痰平惊止搐外，还常运用吐法治疗小儿砂淋、湿癣、目疾、膝腘跛行诸疾。其对儿科诸证，习用瓜蒂散并常与下法联用，以通畅气机，疏通三焦，和血通经，达到气血流通之目的；运用下法时，多采用牛黄通膈丸小量缓攻，同时考虑小儿体质虚弱，肠胃绵弱，在运用攻邪三法时兼顾脾胃，对于下法使用提出了严格的禁忌。如将"小儿内泻，转生慢惊及两目直视，鱼口出气者"（《儒门事亲·卷二·凡在下者皆可下式》)，列为禁下七条之一。

2. 运用情志疗法

张子和在小儿疾病治疗中，运用情志疗法，可谓别具特色，如在《儒门事亲》卷五，记载其治疗小儿"拗哭不止"医案。其方法为用绵绢带缚手足，净驴槽，卧小儿于其中，不令旁人知而觑之，后移时则拗哭自止。他在治疗小儿疾病时，还常使用禁咒法，同样也具有心理暗示的作用。如《儒门事亲》卷五记载其治疗小儿"身瘦肌热"之乳癖之疾，先用丁香化癖散，采用牛黄通膈丸、甘露散、益黄散等药磨之。如不愈者，用揉脾一法。咒曰：日精月华，助吾手法，粆斩减消，驱毒粆摄。用法之人，每念一遍，望日取气一口，吹在手心，自揉之。

3. 小儿用药原则

张子和对小儿给药，考虑小儿生理及病机特点，用药极为谨慎，以量小而频服为原则。一般汤剂，"时时灌之"、"不拘时服"、"多煎少少服"；丸剂服用量亦极微。主要原因有二：一是小儿肠胃绵弱，应予以保护；二是少量频服可维持药效，防止多服呕吐。另外对于吃奶之乳婴儿，提倡母子同时服药，以保证起效。如其所云："大人小儿，虽年壮不同，其五脏六腑，岂复殊耶？大人服多，小儿服少，其实一也。"（《儒门事亲·卷一·过爱小儿反害小儿说》)

4. 重视外治疗法

张子和在外治法方面也有独到之处，鉴于小儿服药困难，对一些小儿赤瘤丹肿，疥疮风癣等皮科、外科病，大都采用外用药敷涂。此外，对于小儿湿疹、疮疡肿毒等病变，或用铍针，或以磁片等治疗。《儒门事亲》治病百法中，列儿科病证 20 种，用外治法约占 33.3%。例如：治小儿癣证、各种疮疡，用白胶香、黄柏、轻粉为细末，羊骨髓调涂癣上；治夜啼不止者，用灯花一枚，研细，随乳汁下；治小儿疮疥风癣，用雄黄散加芒硝少许，油调敷之。小儿甜疮久不愈者，用其母口中嚼白米成膏，子临卧涂之，不过三、五上则愈矣。小儿白秃疮"用甜瓜蔓龙头，不以多少，河水浸之一宿，以砂锅熬，取极苦汁，滤去瓜蔓，以文武慢火，熬成如稀饧状"外涂。小儿疝气硬肿，以地龙末唾津调涂。

5. 不药而药方法

张子和主张小儿应注重日常锻炼，预防疾病发生，而不是妄用药石；"除暴得大疾病"，方可用药治疗。药之治病，以其性味之偏，或以祛邪外出，或以调和机体阴阳气血之偏。若峻药妄投，必伤儿正气。而温补之剂滥用，则亦会一方偏盛，一方耗伤，从而导致阴阳失调，变生诸疾。

张子和还采用锋针、器械、物理方法等，治疗小儿急病。据《儒门事亲》卷五记载，小儿面上疮，谓眉炼疮，耳上谓之辙耳，足上疮谓之靴癣，此三者可用锋针刺之出血，三刺必愈；还记载治疗小儿丹瘤，浮赤走引或遍身者，以磁盘撤出血则愈。《儒门事亲》卷六还记载有使用物理降温法治疗"小儿手足搐搦"的医案。其"令扫净地，以水洒之，干，令复洒之，令极湿，偃卧小儿于地上，良久，浑身转侧，泥涴皆满，仍以水洗之，少顷而瘥矣"。此外，据《儒门事亲》卷七记载，小儿误吞异物于咽中，张子和使用纸和钩针创制一种原始的类似内镜取异物的方法予以治疗，从而获愈。

6. 小儿病证方药

张子和在《儒门事亲卷·十五·世传神效名方》中，专列治疗小儿病证的处方 16 首，丰富了儿科治疗方法。

治小儿脾疳：芦荟、使君子各等份，上为细末，米饮调下一、二钱，服之。

玉箸散：治小儿马脾风。甘草（一寸，煎水）、甘遂末（一字），上同油、蜜、生姜，银钗儿搅。调下后，用冷水半盏，调夺命散。

夺命散：治小儿胸膈喘满。槟榔、大黄、黑牵牛、白牵牛（各等份，皆当各半，生熟用之），上为细末，蜜水调服之。

治小儿斑疮入眼：麸炒蒺藜、炙甘草、羌活、防风等份捣，每服二钱浆水下，拨云见日直到老。

治疮疹黑陷：铁脚威灵仙（炒末）一钱、脑子一分。上为末，用温水调下服之。取下疮痂为效。

治小儿黄瘦腹胀：干鸡粪一两、丁香末一钱。上为末，蒸饼为丸，如小豆大，每服二十丸，米汤下。

黄连散：治小儿头疮。川黄连、黄蘗（去粗皮用）、草决明、轻粉，以上各等份。上为细末，用生小油调药，于疮上涂之立愈。

治斑疮倒压方：胡桃（一个，烧灰存性）、干胭脂三钱。上为末，用胡荽煎酒调下一钱，服之。

治斑疮又方：人牙烧灰存性，研入麝香少许。每服三钱，温酒调下少许，服之不拘时。

治斑疮又方：小猪儿尾尖，取血三、五点，研入脑子少许，新水调下，食后与服之。

治斑疮又方：人中白，腊月者最佳，通风处，以火煅成煤。水调三、五钱，陷者自出。

消毒散：治疮疹已、未出，咽喉肿痛。牛蒡子（炒）二两、甘草（剉，炒）半两、荆芥一分。上为粗末，每服三钱。水一盏半，煎至七分，去滓温服，不拘时。

治小儿斑疮入眼：猪悬蹄甲（坩锅内盐泥固齐，烧焦为末用）二两，蝉壳（二两，去土，取末）一两，羚羊角（镑为细末，研之用）。上二味为末，研入羚羊角细末一分，拌匀，每用一字。百日外儿服半钱，三岁以上服三钱，新水或温水调下，日三、四服，夜一、二服。一年以外，则难治之。

治小儿斑疮入眼：即通过外耳道投药治疗眼疾。透耳药：朱砂一钱、粉霜八分。上研为细末，水调少许，用匙枸头倾一两点于耳内中。后用。白菊花、绿豆皮、谷精草、夜明砂。上四味为末，用米泔半碗，熬成去滓，入干柿十余个，再同熬。每日吃三、两个，仍饮煮干柿汤。

治小儿斑疮入眼又方：朱砂、脑子、水银、麝香，以上各等份。上四味，研为细末，用水银调，滴入耳中。

发斑药：珠子七个，研碎，用新水调匀服之。

7. 小儿治疗禁忌

张子和认为，小儿疮疱、丹熛、瘾疹，皆少阳相火客气胜，虽然症状似风寒表证，但治疗之时要辨清寒热而选择"辛凉"或"辛温"之剂，不能混淆。如其所云："故治疮疱，与治伤寒时气同法。初觉头痛身热恶寒，此小儿初发疮之候也。其脉息皆浮大而有力，亦与伤寒、时气、冒风、惊风、宿乳，一概难辨。宜先解之。有二法。遇亢阳炎热之时，以辛凉解之；遇久寒凝冽之时，以辛温解之。辛凉之剂者，凉膈、通圣之类是也；辛温之剂者，升麻、葛根之类是也。"（《儒门事亲·卷一·小儿疮疱丹熛瘾疹旧蔽记》）

凡面上有疮癣，不宜擦药，恐"药入眼则目必损矣"。对于饮食方面，强调治疗小儿甜疮、白秃疮久不愈者，外治同时，小儿并母，皆忌鸡、猪、鱼、兔、酒、醋等动风发热之物。

8. 病案举例

案例1：小儿发惊潮搐

夫小儿三、五岁时，或七、八岁至十余岁，发惊潮搐，涎如拽锯，不省人事，目瞪喘急，将欲死者，《内经》曰：此皆得于母胎中所授。悸惕怕怖，惊骇恐惧之气，故令小儿轻者为惊吊，重者为痫病风搐，为腹中积热，为脐风。以上证候，可用吐涎及吐之药，如吐讫，宜用朱、犀、脑、麝清凉坠涎之药，若食乳之子，母亦宜服安魂定魄之剂，定志丸之类。(《儒门事亲·卷五·发惊潮搐》)

按语：张子和认为，凡发惊潮搐，涎如拽锯，不省人事，目瞪喘急，将欲死者，乃因胎中受惊导致出现痫病风搐之证。此时腹中有积热，治疗原则亦为"攻邪以安正"，因此应首先使用吐法以吐痰涎，使积热随痰涎而出。吐后，才可选用犀角、龙脑、麝香等清凉坠涎之药，以解毒定惊、开窍醒神。若吃奶的小儿得此证，其母应服用安魂定魄之剂及定志丸之类治疗方可。

案例 2：小儿面上赤肿

黄氏小儿，面赤肿，两目不开，戴人以铦针刺轻砭之，除两目尖外，乱刺数十针，出血，三次乃愈。(《儒门事亲·卷六·小儿面上赤肿》)

按语：本案患病小儿，面上赤肿。张子和认为是热毒之邪上犯头面所致，应采用攻邪法治疗，因而用铦针刺出血，使热毒随血外出而散而痊愈。

案例 3：小儿因药燥热

高烁巡检之子，八岁，病热，医者皆为伤冷，治之以热药攻矣。欲饮水，水禁而不与。内水涸竭，烦躁转生，前后皆闭，口鼻俱干，寒热往来，嗽咳时作，遍身无汗。又欲灸之，适遇戴人。戴人责其母曰：重褥厚被，暖炕红炉，儿已不胜其热矣，尚可灸乎？其母谢以不明。戴人令先服人参柴胡饮子，连进数服，下烂鱼肠之类，臭气异常，渴欲饮水。听其所欲，冰雪凉水连进数杯，节次又下三、四十行，大热方去。又与牛黄通膈丸，复下十余行，儿方大痊。前后约五十余行，略无所困。冰雪水饮至一斛。向灸之当何如哉？(《儒门事亲·卷六·因药燥热》)

按语：本案是由于小儿大量服用温热之药，助热伤津，出现渴欲饮水、烦躁不安、遍身无汗之证。本病为伤寒发汗未解，气血已虚，寒热往来，口干烦渴，大便秘结，气阴两伤，因而不宜使用温燥之药，否则会使病情加重。因而选用人参柴胡饮子以降火益水，方中用人参、当归、芍药益阴血以胜阳热，黄芩解肌热，柴胡退蒸热，大黄下积热，生甘草泻火兼和药。同时大量饮冰水以泄热止渴，再以牛黄通膈丸缓下除热则愈。

案例 4：小儿患疮疱丹瘭瘾疹

予家其亲属故旧小儿，有患疮疱，黑陷腹内喘者，余以白虎汤加人参，凉膈散加当归、桔梗，连进数服，上灌下泄，昼夜不止。又使睡卧于寒凉之处，以新水灌其面目手足，脓水尽去。（《儒门事亲·卷一·小儿疮疱丹瘭瘾疹旧蔽记》）

按语：本案是出疹性热病，其病因有别于六淫，性质有别于伤寒，为具流行、传染特征的一类热病。出疹性热病出现疮疱黑陷腹内喘者，属病情危重。此时邪热入里，应采用辛凉疏泄之白虎汤加人参扶正祛邪、凉膈散加当归、桔梗治疗。为防止高热神昏，则辅以物理降温法，即"睡卧于寒凉之处，以新水灌其面目手足"，对热病"亦是开昏破郁之端"。张子和总结本病的治则治法为首先辛凉宣解，次用辛凉疏泄，里热炽盛即清泻攻下。此法对于那些"疮疱黑陷，腹内喘"，垂危欲死的患儿，都收到了很好的疗效。

（四）眼科

张子和记载眼科医案 15 例，用汗、吐、下三法攻邪祛病，治疗急重眼病的医案就达 11 例，疗效卓著。张子和指出，目病之因为火及血之太过与不及，故有"能治火者，一句可了"之说，在治疗上用药咸寒或急针放血，言"大出血，目立明"。（《儒门事亲·卷六·目盲》）

1. 目不因火则不病

张子和指出"目不因火则不病"。认为眼病从外之肉轮胞睑红肿，气轮白睛红赤，至内之瞳神失灵，神光受损不能发越；从急性目赤暴痛，羞明流泪，沙涩不舒，至黑睛突发生翳，视物昏蒙不清等，均可因火而致。其云："气轮变赤，火乘肺也；肉轮赤肿，火乘脾也；黑水神光被翳，火乘肝与肾也；赤脉贯目，火自甚也。"（《儒门事亲·卷一·目疾头风出血最急说》）《儒门事亲》卷二"偶有所遇厥疾获瘳记"中，记载其治疗赵仲温暴病，两目赤肿，睛翳不能识路，大痛不忍，欲自寻死之案例。此案病人目赤肿甚，疼痛难忍，不能识路。窗钩掉下正中其额上，伤口出紫血数升，血止自快，能通路而归。次日眼能辨屋脊瓦沟，数日即恢复如故。张子和非常重视这一偶然收效的验案，并从理论上予以总结，就此提出"此不药不针，误出血而愈矣。夫出血，乃发汗之一端也"。

2. 用药咸寒，吐之下之

张子和认为，治疗因火热所致眼病，应选择吐下之法、咸寒之药；或从上吐之，或泻之利之，或从表发之。若以针治之，当急以放血，使火热之邪随血而去。故其疗目疾每每急针刺放出瘀血，使火热之邪随血而去。其云："暴赤肿痛，皆宜以铍针刺前五穴出血而已。"与此相反，对血少气多之少阳经，对厥阴肝经的血不及，则不能用刺血疗法。指出"少阳一经，不宜出血"，若"刺少阳出血，则目愈昏"。对"雀目不能夜视及内障"眼病者，亦"禁出血，止宜补肝养肾"。总之，对血太过者刺血以放之，对血不及者以补之，均是旨在达到张子和所谓"无使太过不及，以血养目而已"的目的。其云："夫目之内眦，太阳经之所起，血多气少。目之锐眦，少阳经也，血少气多。目之上网，太阳经也，亦血多气少。目之下网，阳明经也，血气俱多。"且"阳明经起于目两傍，交鼻頞之中，与太阳、少阳俱会于目。惟足厥阴肝经，连于目系而已"。故认为"血太过者，太阳、阳明之实也；血不及者，厥阴之虚也"（《儒门事亲·卷一·目疾头风出血最急说》）。因此，张子和认为，急针放血时应选太阳、阳明经脉之穴；而对血不及的厥阳、少阳经脉之穴，则不可施针以放血。

张子和喜用黄连、龙脑、硼砂、朴硝、熊胆等咸寒苦寒之品治疗眼病。《儒门事亲·卷一·目疾头风出血最急说》指出："治火之法，在药则咸寒，吐之下之。在针则神庭、上星、囟会、前顶、百会。血之翳者，可使立退；痛者，可使立已；昧者，可使立明；肿者，可使立消。"治疗目暴病者，是因为火邪侵袭或血太过而壅塞所成，宜汗、下、吐法治之。同时强调小儿不可针刺囟会，因小儿尚未发育完全，恐伤其骨。"惟小儿不可刺囟会，为肉分浅薄，恐伤其骨"。据此张子和对因火而致的目病，则药用咸寒之品吐之、下之，意在从多种不同途径因势利导，祛除病邪。

3. 攻邪三法，区别运用

张子和对火热所致眼病的治疗，虽皆使用攻邪三法，但具体应用时则注意区别使用。如对"两目暴赤，发痛不止"者，以长流水煎盐汤吐之（《儒门事亲·卷四·治病百法·两目暴赤》）；对"目暴赤痛，点洗不退"者，"以茶调散涌之，一涌，赤肿消散"；而对"目暴赤肿痛，不能开者，以清金散鼻内搐之，鼻内出血更捷"（《儒门事亲·卷四·治病百法·目肿》）；对肝经有热的目赤肿痛，经年不愈者，由于是头风所加之，则用八正散、独圣散利小便以去肝经风热；治疗目忽暴盲不见物，采用急针刺鼻中攒竹穴与顶前五穴，至大出血，以泻太阳、阳明之相火。

4. 五脏所宜，毋使偏倾

张子和认为，无论药疗或食疗，皆应相五脏所宜，毋使偏倾。据《儒门事亲·卷二·偶有所遇厥疾获瘳记》记载：有一八十岁老人，数日不便，每临后时，目前星飞，头目昏眩，鼻塞腰痛，积渐食减。纵得食，便结燥如弹。因日日食葵羹、油炒菠薐菜等具有通便作用的食物，遂前后皆利，食进神清，而目病得解。张子和据此想到菠菜寒，利肠胃，芝麻油炒而食之，利大便；葵宽肠利小便，年老之人，大小便不利，则变症丛生，食葵则大小便皆利，则邪去而正安，目病也应从此法治疗。

对于虚性眼病，张子和认为治疗应与实证眼病不同，主张补养肝肾，不宜使用攻下之法。提出："如雀目不能夜视及内障，暴怒大忧之所致也。皆肝主目。血少，禁出血，止宜补肝养肾。"（《儒门事亲·卷一·目疾头风出血最急说》）

5. 眼科常用方药

治倒睫拳毛：将穿山甲以竹箅子刮去肉，用羊腰窝脂去皮膜，仍将穿山甲于炭上炙令黄色，用脂擦去山甲上。如此数遍，令酥为末，随左右眼噙水，鼻内嗜一字，一月余见效。

又方：木鳖子（三个，干炒），木贼（一百二十节），地龙（二条，去土），赤龙爪（一百二十个，则勾刺针也），上为细末，摘去倒睫，每日以纸捻蘸药嗜之，一日三、五次。

又方：穿山甲（炮）、地龙（去皮）、蝉壳、五倍子，以上各等份，上为细末。如用药时，先将拳毛摘尽，后用药一字，随左右鼻内嗜之，次日目下如线样微肿是验也。

贴赤眼：取青泥中蛆，淘净晒干为末，赤眼上干贴之，甚妙。

贴赤瞎：炉甘石（二两），密陀僧（一两），黄连、朴硝。上方，先将黄连用水熬成汁，入童子小便，再同熬，后下硝，又熬少时，用火煅炉甘石红，黄连汁内淬七次，与密陀僧末同为末。临卧贴之。

贴赤眼：铜绿、轻粉、牙硝、脑子（少许）、麝香。上为细末，干贴之。

截赤眼方：黄连、绿矾、杏子、甘草、铜绿（各等份）。上为粗末，水煎洗，甚效。

碧霞丹：治赤眼暴发，并治赤瞎。铜绿、白土、芒硝。上件各分为末，丸如皂子大，每用白汤研化一丸，洗之立效。

汾州郭助教家神圣眼药：蕤仁（一两），金精石（二两），银精石（二两），炉甘石（四两烧），赤石脂（一两），滑石（二两），密陀僧（二两），高良姜（三两），秦皮（一两），黄丹（一两，飞过），铜绿（三钱），硇砂（三钱），硼砂（一钱半），乳香（三钱），盆硝（少用），青盐、脑子、麝香（以上并少用之）。上用东流水三升，先入蕤仁，次下余味等，白沙蜜一斤熬至二升，以线绢细滤过澄清，入前药搅之，匀点大效。

视星膏：白沙蜜（一斤，拣去蜜滓，可秤十四两），密陀僧（一两，金色者，研极细，水淘可得六、七钱），新柳算子（四两，去皮心，半干半炒）。上用腊雪水五升，与蜜溶调入药，与柳算子同贮于瓷瓶中，以柳木塞瓶口，油绢封勒，于黑豆锅中熬。从朝至暮，仍用柳棒阁瓶，防倾侧。用文武火另添一锅，豆水滚下，旋于另锅中取水添之，熬成，用重绵滤净却入瓶中，用井水浸三、两日，埋在雪中更妙。频点为上。

复明膏：治外障。白丁香（腊月收者尤佳，水飞，秤八钱），拣黄连（一两），防风（去芦，剉一指许，一两），新柳枝（方一寸者，三片）。上好四味，用新水一升半，雪水更妙。春秋两三时，冬月一宿，以银石器内，熬至六分，滤去滓，另用蜜一斤，密陀僧研极细末，三字入蜜，搅匀另熬，以无漆匙撩点，下蜜中急搅，候沸汤定，一人搅蜜，一人旋又搅药汁，都下在内搅匀，再熬三、两沸，色稍变，用新绵三两，重滤去滓，盛器内，点眼如常。本方每药半合，用片脑一麦粒大，不用亦可。

锭子眼药：黄丹（一两，飞），黄柏（半两，去皮），黄连（半两，去须），枯白矾（半两），炉甘石（半两，用黄连制），铜绿（半两），硇砂（三钱），川乌（三钱，炮），干姜（二钱），蝎梢（一钱），信（半钱，火烧），乳香（少许），没药（少许）。上为细末，入豆粉四两，浇蜜和就，如大麦许锭子。于眼大眦头，待药化泪出为效。

治冷泪目昏：密蒙花、甘菊花、杜蒺藜、石决明、木贼（去节）、白芍药、甘草（各等份）。上为细末，茶清调下一钱，服半月后，加至二钱。

又方：干姜肥者为末。每用一字，浸汤点洗。

又方：贝母一枚，腻白者，胡椒七粒，为末点之。

单治目昏：荆芥穗、地骨皮、楮实（以上各等份）。上为细末，炼蜜为丸，桐子大，每服二十丸，米汤下。

治一切目昏：川椒（一斤，微炒，捣取椒红，约取四两），甘菊花（四两，末之），生地黄（一斤，取新者杵作泥极烂）。上将地黄泥，与前药末同和作饼子，透风处阴干，再为末，以蜜为丸，如梧桐子大。每服三十丸，食后清茶送下。

洗眼黄连散：当归、赤芍药、黄连、黄柏（各等份）。上细剉，以雪水或甜水浓煎汁热洗，能治一切风毒赤目。

诸物入眼中：好墨清水研，倾入眼中，良久即出。

点攀睛瘀肉：黄丹（一两二钱，水飞过，候干），白矾（一两，银器内化成汁）。上将白矾，于银器内化成汁，入黄丹末在内，以银匙儿搅匀。更入乳香、没药各一钱，慢火不住手搅，令枯干为粉，候冷研极细，熟绢罗过。后入鹰条一钱半，血竭二分，麝香少许，轻粉三分，粉霜二分，共研极匀如粉，再以熟绢罗过，细末点之，大有神效。

青金散：芒硝（一两），螺青、没药、乳香（以上各少许）。上为细末，每用少许，鼻内嗃之。

治雀目：真正蛤粉（炒黄色，为细末）。上油腊就热和为丸，如皂子，纳于猪腰子中，麻缠，蒸熟食之，可配米粥。

6. 医案举例

案例 1：目睘

青州王之一子，年十余岁，目赤多泪，众工无效。戴人见之曰：此子病目得之母腹中被惊。其父曰：孕时在临清被兵恐。戴人令服瓜蒂散加郁金，上涌而下泄，各去涎沫数升。人皆笑之。其母亦曰：儿腹中无病，何吐泻如此？至明日，其目耀然爽明。李仲安见而惊曰：奇哉此法救人！戴人其日又与头上出血，及眉上鼻中皆出血。吐时，次用通经散二钱、舟车丸七十粒。自吐却少半。又以通经散一钱投之。明日又以舟车丸三十粒投之，下十八行，病更不作矣。（《儒门事亲·卷六·目瞑》）

按语： 本案为目瞑证，临床极少碰到，诸医皆以通常之目疾论治，故久治不效。惟张子和有独到见解，提出本病系孕于母腹中时，因其母受惊所致。由于惊则气乱，血气不畅，邪气郁结于先天，故治以攻邪之法，即采用上吐之瓜蒂散，下泻之通经散、舟车丸，并采用针刺放血之疗法，刺其头、眉及鼻中出血而获痊愈。

案例2：积气（目视物不清）

寄西华县庠山东颜先生，有积二十年，目视物不真，细字不睹，当心如顽石，每发痛不可忍，食减肉消，黑黚满面，腰不能直。因遇戴人，令涌寒痰一大盆，如片粉；夜以舟车丸、通经散，下烂鱼肠、葵菜汁七、八行。病十去三、四。以热浆粥投之，复去痰一盆。次日又以舟车丸、通经散，前后约百余行，略无少困。不五、六日，面红黚去，食进目明，心中空旷，遂失顽石所在。旬日外来谢。（《儒门事亲·卷八·积气》）

按语： 本案病人出现视物不清，且并发当心疼痛。张子和认为，本病为胃脘部宿积经年，导致清气不升、浊气不降，出现气机壅滞之象。即施以吐下并用之法，使其清气得升、浊气得降，邪去则正安。"令涌寒痰一大盆，如片粉；夜以舟车丸，通经散（陈皮，当归，甘遂），下烂鱼肠、葵菜汁七八行，病十去三四；以热浆粥投之，复去痰一盆，……不五六日，面红黚去，食进目明。"其他症状亦随之消失。

案例3：偏头痛两目赤色

一妇人年四十余，病额角上、耳上痛，俗呼为偏头痛。如此五、七年，每痛大便燥结如弹丸，两目赤色，眩运昏涩，不能远视。世之所谓头风药、饼子风药、白龙丸、芎犀丸之类，连进数服，其痛虽稍愈，则大便稍秘，两目转昏涩。其头上针灸数千百矣，连年著灸，其两目且将失明，由病而无子。一日问戴人，戴人诊其两手脉急数而有力，风热之甚也。余识此四、五十年矣，遍察病目者，不问男子妇人，患偏正头痛，必大便涩滞结硬，此无他。头痛或额角，是三焦相火之经及阳明燥金胜也，燥金胜乘肝，则肝气郁，肝气郁，则气血壅，气血壅，则上下不通，故燥结于里。寻至失明。治以大承气汤，令河水煎三两，加芒硝一两，煎残顿令温，合作三、五服，连服尽。荡涤肠中垢滞结燥，积热下泄如汤，二十余行。次服七宣丸、神功丸以润之，菠菱葵菜，猪羊血为羹以滑之。后五、七日、十日，但遇天道晴明，用大承气汤，夜尽一剂，是痛随利减也。三剂之外，目豁首轻，燥泽结释，得三子而终。（《儒门事亲·卷七·偏头痛》）

按语： 本案病人患偏头痛，目赤失明，大便硬结，连续服用头风药、饼子风药、白龙丸等并针灸数千百次而无效，双目将近失明。张子和认为，本病为阳明燥金乘肝，肝气郁而气血壅滞，上下不通，燥结于里，甚至失明。因而选用攻邪之下法以祛邪安正，即用大承气汤荡涤肠中垢滞结燥积热，次服七宣丸、神功丸以润下之，菠菱葵菜猪羊血为羹以滑。一剂痛随利减，三剂目豁首轻，疗效堪称显著。

（五）皮科

《儒门事亲》记载皮肤病达20种，包括丹熛、癞、瘾疹、疥、甜疮、温疮、冻疮、金疮、杖疮、湿蟹疮、眉炼、风癣、皲裂、白秃疮、黯䵟、风刺、温癣、白屑、外肾囊燥痒等。

1. 广泛运用攻邪三法

张子和治疗皮肤科疾患，如"口疮""癞""手足风裂""项疮""湿慝疮"等，广泛地运用汗、吐、下诸法，以达到散风清热、解毒祛湿、泻湿毒血热的目的。如《儒门事亲·卷一·七方十剂绳墨订》所云："疥癣痤痹，宜解表，汗以泄之，毒以熏之。"如癞病一案，病人眉须皆落，皮肤皴涩如树皮。张子和认为应采用汗、吐、下三法治疗，首先让其处于密闭的房间中，用三圣散涌吐，令病人大发汗如卧水中，次以舟车丸、浚川散泻下热结则愈。此外，还运用吐、下之法，治疗病人项上病疮，状如白头，疮肿根红硬，再加上饮羊羔酒、吃鸡鱼蒜等辛热之物，导致入夜疮部疼痛不可忍，项肿及头。其用酒调通经散六七钱，服用舟车丸百余粒，再服用热面羹，通过上吐下泻之法使热毒排出，则疮肿得平，肿消而愈。又如，治疗湿慝疮，自大腿至足，大者如钱，小者如豆，痒则搔破，流脓淌水，状如虫行，反复不愈者，认为本病由于水湿流注所致，应采用下法以攻邪，使水湿随大便而去，因而使用舟车丸、浚川散以泻下水湿则愈。

2. 刺血疗法以泻热毒

张子和运用刺血疗法治疗的皮肤病，包括"丹瘤""痤疖""眉炼""雷头""白屑"等。《儒门事亲·卷五》中，治眉炼医案："小儿眉炼，在面曰眉炼，在耳曰辙耳，在足曰靴痹……可用鈹针刺之而出血，一刺不愈，当再刺之，二刺则必愈矣"。治疗丹瘤案："邪热之毒在于皮肤，以磁片撒去血则愈"；治疗雷头风，张子和强调用鈹针刺而出血，可永除根本。治背疽如盘者，"以鈹针绕疽晕刺数百针，去血一斗。如此三次，渐渐痛减肿消，微出脓而歓"（《儒门事亲·卷七》）。《儒门事亲·卷六》记载治疗痤疖，先令涌泄之，次于委中以鈹针刺出紫血，则病不会反复发作。另外，张子和治疗皮肤疾患时，常与外洗法结合使用。如《儒门事亲·卷六》治疗湿癣案，以铍针磨令尖快，当发痒时，在癣上刺百余针，其血出尽，煎盐汤洗之，出血后煎盐汤洗即可止血又有消毒作用，从而达到较好的临床疗效。

3. 专病专方

张子和记载了很多治疗皮肤病的专方，如小儿头疱方、羊蹄汁涂方、小儿杂癣方、治癞涂眉法、眉炼头疮方、白及调涂方，以及美容专方、乌须黑发专方、除臭去纹专方等。其中，头癣又叫"白秃疮"，因皮损白屑、发落而秃成疮得名，以外用药治疗。"用瓜蒌膏子一水盏，加半夏末二钱，生姜自然汁一、两匙，狗胆一枚，同调"（《儒门事亲·卷五·白秃疮》）。治疗蛇疮方，蛇疮又名蛇丹，即带状疱疹。据《儒门事亲·卷十五》记载："用蒲公英科根作塈，贴于伤处，用白膏药封之。"治眉炼头疮，用小麦，烧令黑色，存性为末，以小油调，涂疮上。治疗手足裂，用白及，不以多少，为末水调，涂裂处。治疗口疮，用酸浆水洗去白痂，临困点绿袍散。如获不愈，贴赴筵散（五倍子、密陀僧）。又不愈，贴铅白霜（铅白霜、干胭脂、寒水石、轻粉）。《儒门事亲·卷十五》还记载了治疗烫烧伤专外用方6首。此6首方中，生地黄汁既是治烫伤方，又是治烧伤方。其中，青苔、血余灰，寒水石等调用方，均属简便验廉之方。其用生地黄汁调油腊熬膏外涂之方，对现代烧伤临床配方仍有借鉴意义。

另外，张子和还记载了具有美肤、增白、退斑、去腋臭、消痣、祛疣和乌须黑发作用的专方。其中，猪蹄膏、治面黚黑斑点方，均是针对面部以外敷面膜的形式予以治疗；去头面瘤方，采用用蜘蛛丝缠绕赘生物根部，使面部有根蒂的小型疣瘊自然脱落。

4. 创面处理防止感染

张子和在其医案中，多次详细记载了治疗皮肤疾病的创面处理方法，强调皮肤疾病防止感染的思想，对于后世皮科发展产生了一定的影响。据《儒门事亲·卷五》记载，小儿白秃疮中，对于头癣、癣面的处理，"先剃头，去尽疮痂，死血出尽，着河水洗净"。在《儒门事亲·卷六》湿癣案中，还强调用盐汤清洗皮肤表面以消毒防止感染的方法。此外，"铍针磨令尖快，当以痒时，于癣上各刺百余针，其血出尽，煎盐汤洗之，如此四次，大病方除。"《儒门事亲·卷六》肾风案中，强调"每刺必以冰水洗其面血"，以达到消肿、防止血热妄行及防止皮肤感染的目的。

5. 病案举例

一妇人，病瘰疬，延及胸臆，皆成大疮，相连无好皮肉，求戴人疗之。戴人曰：火淫所胜，治以咸寒。命以沧盐吐之。一吐而着痂，次用凉膈散、解毒汤等剂，皮肉复如初。（《儒门事亲·卷六·瘰疬》）

按语： 本案病人瘰疬发于颈部，甚至长至胸部，皮肤表面溃烂成大疮。张子和认为，本病为风火邪毒侵扰，痰火结于颈项部所致，故治疗先以咸寒之沧盐吐之，使痰火之邪上涌而出，再用清热泻火解毒之凉膈散、解毒汤以清泻火邪则愈。

二、临床特色疗法

（一）补法

1. 重视药之厚味以填补下元

张子和用补法，重视运用药物厚味填补下元，常用"药之气味厚者，直趋于下而气力不衰也"。如"补虚损"用天真丸，以胎衣之类血肉之品填补真阴；"乌鬓驻颜，明目延年"用不老丹，以何首乌为主补养精血。

2. 攻邪之后少佐补药扶其正

《儒门事亲·卷二·推原补法利害非轻说》明确提出："余虽用补，未尝不以攻药居其先，何也？盖邪未去而不可言补，补之则适足资寇。"所以，其用补法时，多先用攻邪药祛其邪；在攻邪时，亦少佐补药扶其正，以达到扶正而不留邪，祛邪而不伤正的目的。如其所用瓜蒂散，是在《伤寒论》瓜蒂散方的基础上加甘草、人参二味，以取扶正祛邪之义，用此两味补脾益气之药，从而使瓜蒂苦寒催吐的烈性受到制约，不致于损伤脾胃。又如，《儒门事亲》卷十一治疗外实内虚的"伤寒夹劳"之症时，亦采用先攻后补，攻补兼施的办法。即"用防己散吐之。吐后，初用通解丸一服；次服人参黄芪散、当归饮子、加减小柴胡汤，择而用之。"

3. 重视在煎服法中以食助药

张子和认为，"善用药者，使病者而进五谷者，真得补之道也"。因此，强调用补必须首先恢复脾胃的运化功能，使正气生化有源，才有可能恢复健康。张子和还创制了一些以食补为主的方剂。如健脾补中的辟谷方（大豆、大麻子、糯米、白茯苓等）、茯苓饼子（白茯苓、头白面，做成煎饼）及保命丹（人参、麻子仁、干地黄、瓜蒌子、菟丝子、生地黄、干大枣、大豆黄卷、黑附子、白茯苓、茯神、地骨皮、蔓荆子、杏仁、麦门冬、地肤子、黍米、粳米、白糯米、天门冬、车前子、侧柏叶）。除了在方剂中食药配伍外，还重视在煎服法中以食助药。如服瓜蒂散用蜜汁调下，服薏苡仁汤以糯米为引，服当归散用米饮汤调下，除湿丹用面糊和丸，握宣丸用软米和丸，等等。

《儒门事亲》卷十二录补方 51 首，占 155 首内服方总数的 1/3；卷十五录补方 58 首，占 160 首内服方总数的 1/3 强。其中，纯补的方剂有 7 首，具体包括：无比山药丸、四仙丹、四物汤、天真丸、三才丸、胃风汤、三分散；攻补兼施的方剂有34首，如人参白术散、神功丸、宁神散等；食药混补的方剂有3首，具体包括：辟谷方、茯苓饼子、保命丹；温阳补中的方剂有7首，具体包括：四逆汤、姜附汤、术附汤、二姜汤、大己寒丸、理中丸、养脾丸。

4.病案举例

昔维阳府判赵显之，病虚羸，泄泻褐色，乃洞泄寒中证也，每闻大黄气味即注泄。余诊之，两手脉沉而软，令灸水分穴一百余壮，次服桂苓甘露散、胃风汤、白术丸等药，不数月而愈。（《儒门事亲·卷二·推原补法利害非轻说》）

按语：本案由于病人素体虚弱，感受寒邪出现脾肾阳虚之证，出现洞泄寒中，脉沉而软。张子和推崇"良工"治病，"先治其实，后治其虚"，反对不斟酌病情滥用补药。认为补中有通，补而不滞，把保养胃气作为第一要务。因而本案灸水分穴一百余壮，以分流水湿、调和气血、健运脾胃，使寒湿之邪得散。再服用清暑利湿，益气和中之桂苓甘露散；补血活血、益胃气之胃风汤及补脾、益胃、燥湿、和中的白术丸等药以健脾祛湿则愈。

总之，张子和认为，临床应根据病情，或先攻后补，或攻补兼施，反对服用燥热药石。其临床运用补法娴熟自如，井然有序，无不切合病情。

（二）情志疗法

张子和注重七情在发病中的作用，认为七情交战于人体，导致气机紊乱，可变生多种病证，在治疗中善于运用七情相胜的原则。《儒门事亲》载情志疗法医案10例（男6例，女4例），除2例是山东杨先生及庄先生治疗经验外，自己治疗8例，《奇症汇》等书，还记载有张子和其他情志疗法医案。在张子和的医案中就有医者以言语改变患者认知和情感的方法。其情志法主要有以下几种：

1. 以情胜情疗法

情志心理疗法，又称情志相胜法、以情胜情法，是最能体现中医理论特色的一种心理疗法，亦是张子和运用最多的一种方法。《儒门事亲》即已提出了许多情志治疗方法，如《儒门事亲》卷七中记载运用喜胜悲治疗一因悲忧结块的病人，即是运用此法取效的验案。

2. "惊者平之"疗法

《儒门事亲》卷七记载治疗受惊的医案。此例张子和将"惊者平之"的原则用于情志疗法，他认为"平者平常也。""使其习见习闻则不惊矣。"这种以情胜情的思想，早在金元时期就作为一种情志疗法而应用于临床。

3. 整合各种疗法

《儒门事亲·卷三》"九气感疾更相为治衍"篇记载这样一个案例："余尝以针下之时，便杂舞，忽笛鼓应之，以治人之忧而心痛者。"张子和对于因忧而心痛的病人，以针灸治其心痛，同时伴以杂舞、笛鼓，使病人的注意力转移到娱乐活动中，乐而忘忧，二者同时进行，治疗的效果更加明显。

4. 心理安慰疗法

张子和在临证时也十分重视病人求医的心理，注重平药安慰之法的运用。他曾在《儒门事亲·卷一·过爱小儿反害小儿说》中告于陈敬之，若小儿病缓急无药，不如不用庸医，但恐妻妾怪其不医，宜汤浸蒸饼令软丸，作白丸，给其妻妾，以为真药，使儿服之，以听天命，最为上药。他在此指出了安慰剂使用的条件：一是病情轻不重可用；二是缺乏合适的药物；三是缺乏不错的大夫，如若家属强烈要求使用药物则用。由此可以看出，张子和当时已熟练运用安慰剂，且与现代安慰剂使用的原则及注意事项相合。《儒门事亲》卷八"是胎非积"案，详细记载了治疗胡王之妻所患病证时，使用平药安慰之法。病人病脐下积块，呕食面黄，肌瘦而不月。此病人曾被认为是干血气，并经治疗无效。求治于戴人，戴人诊其尺脉洪大，认为其是有孕之象，而病人不相信，再三求治于戴人。病人求医却不相信医之判断，张子和采用顺其情而从其欲的方法，"与之平药以应其意"，这里的平药起到的是安慰剂的作用，并未给病人峻猛之药。其后月份到了，果然是怀孕之候。现代临床心理治疗有时也会遇此类患者，此时只能灵活处之，顺情从欲而处予患者一些"安慰剂"，从而起到治疗的作用。

5. 病案举例

案例 1：怒胜思治疗不寐

一富家妇人，伤思虑过甚，二年余不寐，无药可疗。其夫求戴人治之，戴人曰：两手脉俱缓，此脾受之也，脾主思故也。乃与其夫以怒而激之，多取其财，饮酒数日，不处一法而去。其人大怒汗出，是夜困眠，如此者八、九日不寤，自是而食进，脉得其平。(《儒门事亲·卷七·不寐》)

按语：《素问·举痛论》云："百病皆生于气，怒则气上……思则气结。""思则心有所存，神有所归，正气留存而不行，故气结"（《素问·举痛论》)。此案是因思虑过度导致正气不行而气结，出现阴阳失调，阳亢盛不与阴交而不寐，脾气呆滞而食少或不食。张子和认为，"怒可以治思，以污辱欺罔之言触之"，"与其夫怒而激之"。因怒则气上，可使气上逆以解胸中郁结，人之阳气因汗出而泄，从而达到阴阳调和，使阳加于阴而眠，不眠自愈，脉象和缓，饮食正常。

案例 2：喜胜怒治疗病怒不食

项关令之妻，病怒不欲食，常好叫呼怒骂，欲杀左右，恶言不辍，众医皆处药，几半载尚尔。其夫命戴人视之，戴人曰：此难以药治，乃使二娟各涂丹粉，作伶人状，其妇大笑。次日又令作角抵，又大笑。其旁常以两个能食之妇，夸其食美，其妇并索其食，而为一尝之。不数日怒减食增，不药而瘥。后得一子。（《儒门事亲·卷七·病怒不食》）

按语：《素问·阴阳应象大论》言"怒伤肝"，《素问·举痛论》言"百病皆生于气也"。由此医案可以看出，病人常好叫呼怒骂，欲杀左右，恶言不辍。说明其人怒气未消，肝气疏泄失常，导致气机紊乱，阴阳失调，出现气逆于上，浊阴不能下降而干扰清窍，甚至出现发狂等。张子和令二娟化装为伶人状使其欢喜，是宗《内经》"喜则气缓"之旨，采用"以情制胜"的"欢喜法"缓病人肝之急，使百脉得以通达，从而消解其郁滞之气，枢机得以疏利，使肝脏发挥正常的生理功能，升清降浊功能得以恢复，则狂证自然缓解，并能正常进食。

案例 3：喜胜悲治疗因忧结块

息城司候，闻父死于贼，乃大悲哭之，罢，便觉心痛，日增不已，月余成块状，若覆杯，大痛不住。药皆无功，议用燔针炷艾，病人恶之，乃求于戴人。戴人至，适巫者在其傍，乃学巫者，杂以狂言，以谑病者，至是大笑不忍，回面向壁。一、二日，心下结块皆散。（《儒门事亲·卷七·因忧结块》）

按语：《素问·举痛论》言"悲则气消"。本案病人闻父死于贼，乃大悲哭之，而后便觉心痛，日增不已，月余成块状，若覆杯，大痛不住。正如《素问·举痛论》所云："悲则心系急，肺布叶举，而上焦不通，荣卫不散。"本病病因是因过于悲痛，病机是气机不畅，导致正气闭塞，留结不行。"悲则心系急"此时肺叶胀大，上焦气机无以宣散，出现心痛乃至积而成块状，如覆杯，疼痛不止。《灵枢·本神》有云："愁忧者，气闭塞而不行。"张子和采用"以情制胜"之"欢喜法"以调畅气机，借巫之情貌，杂以狂言，使患者心情舒畅，气机调达，喜乐之间已消散其忧悲郁而成结之病。此案正如《素问·举痛论》所云："喜则气和而志达，营卫通利"。

案例4：思胜恐治疗惊倒不知人

卫德新之妻，旅中宿于楼上，夜值盗劫人烧舍，惊坠床下，自后每闻有响，则惊倒不知人。家人辈蹑足而行，莫敢冒触有声，岁余不痊。诸医作心病治之，人参、珍珠及定志丸皆无效。戴人见而断之曰：惊者为阳，从外入也，恐者为阴，从内出。惊者为自不知故也，恐者自知也。足少阳胆经属肝木。胆者，敢也。惊怕则胆伤矣。乃命二侍女执其两手，按高椅之上，当面前下置一小几，戴人曰：娘子当视此。一木猛击之，其妇大惊，戴人曰：我以木击几，何以惊乎？伺少定击之，惊也缓。又斯须连击三、五次；又以杖击门；又暗遣人画背后之窗，徐徐惊定而笑曰：是何治法？戴人曰：《内经》云惊音平之。平者，常也。平常见之，必无惊。是夜使人击其门窗，自夕达曙。夫惊者，神上越也。从下击几，使之下视，所以收神也。一、二日虽闻雷亦不惊。（《儒门事亲·卷七·惊》）

按语：《素问·举痛论》言"惊则气乱"。《素问·举痛论》指出"惊则心无所依，神无所归，虑无所定，故气乱矣"。本案病人因突然受到惊吓而心神受伤，惶惶然无所主，总害怕受到伤害，故闻声则惊，甚至出现惊倒不知人。张子和根据《内经》"惊者平之"的治疗原则，采用各种方法使其平静。如《儒门事亲》所云："平，谓平常也。夫惊以其忽然而遇之也。使习见习闻，则不惊矣。"观张子和之法，是在观察病人症状的基础上，反复使用频繁刺激之法，将病人精神上强烈的刺激转化为平常的刺激，在对身体不造成新的伤害的前提下，消除既有的强烈刺激，使病人心定神闲，而气乱得平，则习以为常。

案例 5：移情易性疗法

昔闻山东杨先生，治府主洞泄不已。杨初未对病人，与众人谈日月星辰躔度及风云雷电之变，自辰至未，而病者听之而忘其圊。杨尝曰：治洞泄不已之人，先问其所好之事，好碁者，与之碁；好乐者，与之笙笛，勿辍。（《儒门事亲·卷三·九气感疾更相为治衍》）

按语：张子和认为本病洞泄不已者，治疗应采用移情易性之疗法，投病人之所好，转移其注意力，以预防及治疗疾病，从而取得满意疗效。

案例 6：语言疏导疗法

顷西华季政之病寒厥，其妻病热厥，前后十余年。其妻服逍遥十余剂，终无寸效。一日命余诊之，二人脉皆浮大而无力。政之曰：吾手足之寒，时时渍以热汤，渍而不能止；吾妇手足之热，终日以冷水沃而不能已者，何也？余曰：寒热之厥也。此皆得之贪饮食，纵嗜欲。遂出《内经·厥论》证之。政之喜曰：《内经》真圣书也，十余年之疑，今而释然，纵不服药，愈过半矣！（《儒门事亲·卷一·指风痹痿厥近世差玄说》）

按语：张子和治疗本病时详细询问了病人的病史、病情及诊疗经过，发现患者服药十余年却无一点疗效，而且患者对两人所患不同厥证的病因病机心存疑惑。因此，采用语言开导解惑法，使患者理解患病原因，引用《内经》所论使患者信服，配合药物治疗得以在短期内治愈此病。

案例 7：综合疗法

一叟，年六十，值徭役烦扰，而暴发狂，口鼻觉如虫行，两手爬搔，数年不已。戴人诊其两手脉，皆洪大如纴绳。断之曰：口为飞门，胃为贲门。曰口者，胃之上源也；鼻者，足阳明经起于鼻，交頞之中，旁纳太阳，下循鼻柱，交人中，环唇，下交承浆，故其病如是。夫徭役烦扰，便属火化。火乘阳明经，故发狂。故经言，阳明之病，登高而歌，弃衣而走，骂眥不避亲疏。又况肝主谋，胆主决。徭役迫遽，则财不能支，则肝屡谋而胆屡不能决，屈无所伸，怒无所泄，心火磕礴，遂乘阳明经；然胃本属土，而肝属木，胆属相火，火随木气而入胃，故暴发狂。乃命置懊室中，涌而汗出，如此三次……又以调胃承气汤半斤，用水五升，煎半沸，分作三服，大下二十行，血水与瘀血相杂而下数升，取之乃康。以通圣散调其后矣。（《儒门事亲·卷六·狂》）

按语： 张子和认为，本病是因其服强加之徭役而身心俱疲，怒气无法平复，遂导致心火上炎出现狂躁之证。而伴随出现的口鼻觉如虫行，两手爬搔，数年不已之证，属于足阳明胃经循行部位之病变。因此，根据其疾病的形成过程及主要症状审因论治，汗、吐、下多法合用，后服以调理之剂，终得痊愈。

总之，由以上张子和情志疗法医案可以看出，其治法巧妙，疗效显著。治疗时充分注重患者的个体差异，针对不同患者的性情，采用药物、针灸、针药结合、音乐等治疗方法，并配合情志治疗，充分显示了中医学的诊治特色。

（三）刺血疗法

针刺放血，属于针灸疗法的一种，是通过针刺人体一定部泣，使之出血而达到祛除疾病的目的。张子和对针刺放血疗法做了很多发挥，其《儒门事亲》一书中记载适宜刺络放血的病症共有35个，共载有病案19个，涉及内科、外科、眼科、耳鼻喉科、皮肤科、儿科疾病等。张子和将此法广泛地应用于临床各科病证的治疗，积累了丰富的实践经验。其明确指出五官科、外科、急诊科的病症，宜首选刺络放血。按中医辨证，则是火热、风热病症最宜刺络放血。对于针刺放血部位的选择，一般外科病不拘穴位，多在局部病灶下针，而对于其它病证，则多用循经取穴法，这与《内经》的观点基本上是一致的。

　　张子和还明确提出了刺血的适应证和禁忌证，强调本法主要用于上部疾患，诸如咽肿喉痹、头风、目暴赤肿、头痛等症。另外，张子和还重视刺血与药物相结合治疗疾病。如在《儒门事亲》刺血医案中，有数则医案是将刺血疗法与药物相结合进行治疗的。张子和还首创"嚏血法"。所谓"嚏血法"，即是以草茎或散药刺激鼻中取嚏，使鼻中出血以祛除邪气的治疗方法。《儒门事亲》中，有多处"以草茎鼻中，出血最妙"的描述。张子和还明确提出针创的处理办法。

1. 刺络放血方法

　　张子和刺络放血方法主要包括：①循经取穴砭刺。张子和对经络理论的掌握是相当娴熟的，在刺络放血治疗时也体现了这一点。例如：循经取穴时当知经络气血多少之常数，"宜太阳阳明出血，盖二经血多故也……少阳一经不宜出血，血少故也"。②病灶局部砭刺。在许多病症和病案中，以局部砭刺为主。如"凡背疮初发……用铧针于肿燉处，循红晕周匝内，密刺三层，出血尽"；治疗湿癣"于癣上各刺百余针"；治疗肾风"宜先刺其面，大出血"；治疗背疽"以铧针绕疽晕，刺数百针"。选择病灶局部砭刺，可以迅速祛除病邪，取效迅捷，尤其适用于疔疮痈肿等热毒炽盛的病症。③头顶五穴放血。张子和在《儒门事亲·卷一·目疾头风出血最急说》中提到："治火之法……在针则神庭、上星、囟会、前顶、百会。血之翳者，可使立退。""至于暴赤肿痛，皆宜以铧针前五穴出血而已。""其前五穴，非徒治目疾，至于头痛腰脊强、外肾囊燥痒，出血皆愈。"前头部自神庭至百会五穴，刺络放血，可以起到祛火消肿止痛的作用，适用于一切火热之象。故张子和又言"火至于顶，炎上之甚也"。④鼻内弹刺出血。如："两目暴赤……以草茎鼻中，出血最妙"。"凡两目暴赤痛者，肿不止，睛胀胬肉，结成翳膜，速宜用秆草左右鼻窍内弹之出血，立愈。……口噙水，紧扣衣领，不可便喷水，候血尽，便吐了水。"（《儒门事亲·卷十一·风门》）。由此可见，张子和擅长运用鼻腔出血治疗疾病。

（1）具体选穴原则

张子和在《素问》病机十九条的基础上，提出了具体的针刺穴位。其选穴原则除循经选穴、砭刺头顶、局部选穴、经验选穴等外，非常重视在五脏经脉之井穴放血。指出："诸风掉眩，皆属于肝木，主动……可刺大敦，灸亦同。""诸痛痒疮疡，皆属于心火……可刺少冲，灸之亦同。""诸湿肿满，皆属于脾土……可刺隐白，灸亦同。""诸气膹郁，皆属于肺金……可刺少商，灸亦同。""诸寒收引，皆属于肾水……可刺涌泉，灸亦同。"（《儒门事亲·卷十》）张子和选用五脏经脉井穴放血，以通经泄热、疏肝理气、利水渗湿、宣肺利水、降逆折冲，从而治疗五脏之疾，均属攻邪之法，符合其攻邪理论。

（2）放血使用工具

刺络放血的工具，包括铍针、磁片及草茎。铍针、磁片较为锋利，适宜于穴位、皮肤等的放血，而草茎较多用于鼻内出血。治疗目暴赤肿发作，出现羞明隐涩，泪出不止，暴寒目瞒等症，以铍针刺神庭、上星、囟会、前顶、百会。具体针刺方法：上星至百会，以铍针刺四、五十刺，攒竹穴、丝竹穴上兼眉际一十刺，反鼻两孔内，以草茎弹之出血。刺血疗法治疗木舌胀，其舌满口，诸药不愈。具体针刺方法：以铍针小而锐者砭之五、七度，三日，出血几至盈斗。

（3）泻血部位及出血量控制

针刺出血所选部位多、出血量大，其刺血数之多，部位之多是惊人的，多者竟达百针以上。如《儒门事亲》卷七治背疽"以铍针绕疽晕刺数百针，去血一斗。"卷六治湿癣"于癣上各刺百余针。其血出尽，煎盐汤洗之。"不仅在病变部位多刺放血，还选择在多个穴位上放血。如卷一治目赤肿痛不已，羞明隐涩，"宜上星至百会，速以铍针刺四、五十刺，攒竹穴、丝竹穴上兼眉际一十刺"，共刺十几个穴位。还有不定位放血，如卷六目赤案"刺其手中出血，乃头上鼻中皆出血，上下中外皆夺，方能战退"。刺血出血后，张子和一般不用止血法，而是让血尽量外流，如血色呈黑紫色时，更要流尽直至血色变赤为止。认为出血即祛邪，邪去则正安，故必使其尽出。如卷十一记载治疗小儿丹瘤浮肿，毒赤走引遍身者，"可用磁片拔出紫血，其病立愈"。《儒门事亲》中，还有"出血一、二盏"，"大出血"，"出血几至盈斗"，"出血如泉"等记载。

2. 刺血疗法特点

张子和针刺放血疗法的特点是：①刺血部位多。例如：治疟疾"刺其十指间出血"；治肾风"自额上下锋针，直至颅顶皆出血……偏肿处皆针之"；治目瞏"与头上出血及眉上、鼻中皆出血"。在选择出血部位时，往往不只一处或一个穴位，一般都是几个部位或穴位。②砭刺次数多、刺激量大。如：治舌肿"日砭八九次，血出约一二盏"；治湿癣"各刺百余针"；治背疽"以锋针绕疽晕刺数百针"。一天内砭刺近十次，或一个部位刺数百次，确为张子和所独有。③出血量大。治目赤肿痛，鼻内"出血如泉者约二升许"，治舌肿"出血约一、二盏"。在《十形三疗》中，出血量一般较大，尤其是鼻内与头部五穴，一般为几盏甚至如升。④常用的刺络放血工具：锋针、磁片及草茎。应该说，这些工具各有特色。如锋针、磁片较为锋利，适宜于皮肤、穴位等的放血；而草茎较多用于鼻内出血。

3. 刺血疗法宜忌

尽管张子和较多地应用刺络放血法来治疗疾病，但仍是有选择地谨慎使用，并提出包括经络、部位和病症等方面的相应要求，确定了刺络放血的宜忌和注意事项。如《儒门事亲·卷一·目疾头风出血最急说》提出，"少阳一经，不宜出血，血少故也"；"惟后顶、强间、脑户、风府四穴，不可轻用针灸，以避忌多故也"；"雀目不能夜视及内障，暴怒大忧之所致也。皆肝主目，血少，禁出血"。还指出"惟小儿利久，反瘠眼昏"，不宜放血。

（1）刺血方法及使用注意

刺血方法有头上出血、眉上出血、鼻中出血等，另外，对皮肤出血后的处理方法也有详细记载。运用刺血方法治疗皮肤湿癣，有以下注意事项：一要使血出尽；二要用盐汤清洗，防止因皮肤有创口而出现感染。

（2）使用禁忌

①小儿不可刺囟会，因小儿还未发育好，针刺怕伤其头骨；②后项、强间、脑户、风府四穴，不可用针灸。用之有可能造成人哑的严重后果。③虚寒证不宜使用。④脱证不宜使用。⑤泻血之后，应忌兔、鸡、猪、狗、酒、醋、湿面、动风生冷等物，及忧忿劳力等事。

（3）针疮处理方法

张子和临床遇到有病人针刺放血后出现针疮的情况，故在《儒门事亲·卷三·喉舌缓急砭药不同解》中，明确提出针疮的处理方法。即用生姜一块捣碎，用热白汤调匀，时常小口饮用。"凡用针而有针疮者，宜捣生姜一块，调以热白汤，时时呷之，则创口易合。"

4. 刺血疗法应用

（1）血热太过所致上部疾患

张子和刺血疗法应用广泛，把刺血攻邪运用于热邪、火邪、湿邪和风邪等邪气所致多种疾病的治疗。临床多用于上部疾患，诸如咽肿喉痹、头风、目暴赤肿、头痛腰脊强、重舌木舌、年少发早白落或有白屑等证，皆因血热太过所致。《儒门事亲·卷三·喉舌缓急砭药不同解》指出："大抵治喉痹，用针出血，最为上策……《内经》：火郁发之。发，谓发汗，然咽喉中岂能发汗，故出血者，乃发许之一端也。"有关刺血的医案涉及到的病症较多，具体包括目赤肿痛、瘤子、舌肿、疟疾、小儿丹毒、小儿面上赤肿、雀盲症、背疮、痤疮、背疽、癣等；涉及内科、外科、妇科、眼科、耳鼻喉科、皮肤科、儿科等各科。

（2）常与攻邪三法联合使用

张子和运用刺血疗法，常与攻邪三法联合使用；针对不同病证辨证论治，采用针灸并用、针药兼施的方法。如在卷六治疗风搐反张医案时，先涌风痰两三升，次以寒剂下十余次，又以铍针刺百会穴，出血两杯则愈。临床妙用汗、吐、下祛邪三法，上涌痰，下泄热，刺出血，使实热分三路而去，针药并用，常取得较好疗效。如卷六治疗痤疖案，先采用吐法以涌泄，之后采用针灸刺血方法治疗，取得良好疗效。其人"背项常有痤疖，愈而复生。戴人曰：太阳，血有余也。先令涌泄之，次于委中以铍针出紫血，病更不复作也。"

《儒门事亲》卷七治疗臂麻不便案记载："郾城梁贾人，年六十余，忽晓起梳发，觉左手指麻；斯须半臂麻，又一臂麻；斯须头一半麻，此及梳毕，从胁至足皆麻，大便二、三日不通。往问他医，皆云风也。或药或针，皆不解。求治于戴人，戴人曰：左手三部脉皆伏，比右手小三倍，此枯涩痹也。不可纯归之风，亦有火燥相兼。乃命一涌、一泄、一汗，其麻立已。后以辛凉之剂调之，润燥之剂濡之，惟小指、次指尚麻。戴人曰：病根已去，此余烈也，方可针䜒谷。䜒谷者，骨空也。一日晴和，往针之，用《灵枢》中鸡足法，向上卧针，三进三引讫，复卓针起，向下卧针，送入指间皆然。手热如火，其麻全去。"该医案针法采用烧山火法，治疗冷痹顽麻，疗效显著。张子和用之治疗手指麻痹，补充药物治疗之不足。

总之，张子和刺血疗法具有明显的特色。主要体现在：第一，适应证多且广泛。如目赤肿痛、瘤子、舌肿、雀盲症、疟疾、小儿丹毒、赤瘤丹肿、背疽、背疮、痤疮、癣等都可使用本法。第二，多用锋针。锋针又名铍针，形如剑锋，用于划刺，创伤面积大，利于大量出血，祛邪取效快速迅捷，《儒门事亲》书中几乎全用锋针。第三，为刺血部位及针刺数目多。尤其治外科病，多在局部病灶处下针，不拘穴位。如于"疽晕刺数百针"治背疽、于"癣上各刺百余针"治癣疾等。第四，为出血量大。常以升、斗、杯、盏计数，如"出血半升""出血两杯愈""紫血流数升""去血一斗"很常见，也有"出血如泉""大出血"之类的描述。虽然刺血疗法现代临床应用不是很广泛，但其临床所取得的较好疗效，至今仍值得深入研究与学习。

5. 病案举例

案例 1：目盲证

戴人女僮，至西华，目忽暴盲不见物。戴人曰：此相火也，太阳阳明气血俱盛。乃刺其鼻中、攒竹穴与项前五穴，大出血，目立明。(《儒门事亲·卷六·目盲》)

按语：本病是因太阳阳明气血旺盛导致邪火上炎至目，出现目盲证。张子和根据攻邪理论，采用刺络放血的方法，通过刺太阳阳明经的鼻中穴、攒竹穴、项前五穴，使其大量出血，从而使邪热随血出，正气自然来复，则目立明。

案例 2：舌肿

南邻朱老翁，年六十余岁，身热，数日不已，舌根肿起，和舌尖亦肿，肿至满口，比元舌大二倍。一外科以燔针刺其舌下两旁廉泉穴，病势转凶，将至颠蹶。戴人曰：血实者宜决之。以锋针磨令锋极尖，轻砭之。日砭八、九次，血出约一、二盏，如此者三次，渐而血少，痛减肿消。(《儒门事亲·卷六·舌肿》)

按语：本病源于感邪发热后出现舌根肿起，且舌尖亦肿，肿至满口，比病人原来舌体大二倍。《灵枢·经筋》曰："足太阳之筋……其支者，别入结于舌本。"又曰："手少阳之筋……其支者，当曲颊入系舌本。"《灵枢·营卫生会》曰："上焦出于胃上口，……上至舌，下足阳明。"可见膀胱、三焦、胃等六腑的经筋和经脉也与舌有直接联系，张子和根据《内经》理论，认为本病是由于太阳阳明经郁热壅滞，出现气血不通之证所致。因而采用铍针放血除邪疗法，磨令锋极尖，轻砭之。日砭八、九次，血出约一、二盏，使邪热从血祛除，从而气血流通，则痛减肿消。

案例3：湿癣

一女子，年十五，两股间湿癣，长三、四寸，下至膝，发痒，时爬搔，汤火俱不解，痒定，黄赤水流，痛不可忍。灸熁熏撲，硫黄、蔺茹、白僵蚕、羊蹄根之药，皆不效。其人恣，性妍巧，以此病不能出嫁。其父母求疗于戴人。戴人曰：能从余言则瘥。父母诺之。戴人以铍针磨，令尖快，当以痒时，于癣上各刺百余针。其血出尽，煎盐汤洗之，如此四次，大病方除。(《儒门事亲·卷六·湿癣》)

按语： 本病湿癣长于两股之间，是由于湿热所致；出现痒的症状，说明还有风邪侵入；痒后出现黄赤水流，说明有湿热蕴结。张子和采用刺络放血疗法，即以铍针磨，令尖快，当以痒时于癣上各刺百余针，其血出尽，使湿热之邪从瘀血而出，从而达到祛邪扶正的目的。此外，考虑防止刺络出血后可能会造成新的感染，用盐汤清洗消毒，从而治愈。

（四）祛药邪疗法

《儒门事亲》所载医案，因药致病或者临床误治者不胜枚举，由此可见，当时药邪致病十分普遍。

1. 治病当先祛其药邪

张子和强调治病当"先去其药邪，然后及病邪"，即对于因误治、误服药物的患者，首当其冲应祛除其药邪的危害。还举例说明久病咳嗽、形体羸瘦、食欲减少、且静夜剧的病人，医生不认真检查，便直接给病人服用乌梅、罂粟壳、紫菀、枯矾等收敛止咳之药，结果病人不仅咳嗽未减轻，还出现饮食减少。此时医生仍不仔细审查病情，再用温热之剂健脾和胃，则病人出现燥热汗出、形体羸瘦、涎液如泉涌之危重证候。据张子和所述，当时病人如此误治、误服药物者比比皆是，因此创立去药邪之法。

2. 用药谨慎中病即止

张子和《儒门事亲》中，反复强调"服药一差，转成他病"，并指出"服药不可不畏慎"。针对当时世俗盲目用药、妄用温热之药的情况，《儒门事亲·卷一·服药一差转成他病说》明确提出"世有百十年相袭之弊，至今不除者，敢略数一、二，使后车改辙，不蹈前覆"。张子和运用汗、吐、下三法时，反复强调用药谨慎、中病即止，做到既防止药邪为病，又保护了患者的正气，达到了"祛邪以安正"的目的。正如其所云："凡发汗中病则止，不必尽剂，要在剂当，不欲过也。""涌吐之药，或丸或散，中病即止，不必尽剂，过则伤人。""急则用汤，缓则用丸，或以汤送丸，量病之微甚，中病即止，不必尽剂，过则生怨。"总之，张子和在三法的运用上，都强调"中病即止、不必尽剂"。

3. 病案举例
案例1：下法治疗痿证

宛丘营军校三人，皆病痿，积年不瘥。腰以下肿痛不举，遍身疮赤，两目昏暗，唇干舌燥，求疗于戴人。戴人欲投泻剂，二人不从，为他医温补之药所惑，皆死。其同病有宋子玉者，俄省曰：彼已热死，我其改之！敬邀戴人。戴人曰：公之疾，服热药久矣，先去其药邪，然后及病邪，可下三百行。子玉曰：敬从教。先以舟车丸、浚川散，大下一盆许。明日，减三分。两足旧不仁，是日觉痛痒。累至三百行，始安。戴人曰：诸痿独

取阳明。阳明者，胃与大肠也。此言不止谓针也，针与药同也。(《儒门事亲·卷六·痿》)

按语：本案病人出现痿证，积年不瘥。腰以下肿痛不举，遍身疮赤，两目昏暗，唇干舌燥，表现为一派燥热之象。因受到当时滥用温补风气的毒害，误用温热之药，以致药邪、病邪并踞。张子和认为"邪去则正安，而元气自复"，因而采用舟车丸、浚川散，泻下之法攻其药邪，而后病邪亦随药邪得以祛除，使病人元气自然来复，则正气得以恢复，从而病始向愈。

案例2：下法治疗湿痹

一衲子，因阴雨卧湿地，一半手足皆不遂，若遇阴雨，其病转加。诸医皆作中风偏枯治之，用当归、芍药、乳香、没药、自然铜之类，久反大便涩，风燥生，经岁不已。戴人以舟车丸下三十余行，去青黄沫水五升，次以淡剂渗泄之，数日，手足皆举。戴人曰：夫风湿寒之气，合而成痹。水痹得寒而浮蓄于皮腠之间，久而不去，内舍六腑。曰：用去水之药可也。水湿者，人身中之寒物也。寒去则血行，血行则气和，气和则愈矣。(《儒门事亲·卷六·湿痹》)

按语：本案病人因感受寒湿之邪，出现半身手足拘挛麻木不仁之症。又因医生误诊为中风偏枯，用当归、芍药、乳香、没药、自然铜等辛燥之药治疗，久服后即出现大便燥结。张子和认为病人是因久服乳、没等药，已成药邪为病，将其病诊为"湿痹"，断"以舟车丸下三十余行，去青黄沫水五升多次以淡利渗泄之，数日手足皆举"。可谓先以下法祛其药邪，继而以淡渗清泄之剂祛其病邪，双管齐下，乃奏其效。

案例3：下法治疗腰股沉痛

息帅，病腰股沉痛，行步坐马皆不便。或作脚气寒湿治之，或作虚损治之，乌、附、乳、没，活血壮筋骨之药，无不用之。至六十余日，目赤上热，大小便涩，腰股之病如故。戴人诊其两手，脉皆沉迟。沉者，为在里也。在里者，泄之，以舟车丸、浚川散各一服，去积水二十余行。至早晨，服薤白粥一、二顿。与之马，已能矍铄矣。（《儒门事亲·卷六·湿痹》）

按语： 本案病人腰部、大腿沉重疼痛，甚至走路与骑马都受影响。有医生认为感受寒湿之邪所致，有医生认为是内脏虚损所致，因此多用乌头、附子等补肾壮阳药，再加上乳香、没药芳香温燥药以理气化瘀止血，同时加用活血壮筋骨温补之药。服用 2 个月后，病人出现眼睛红肿、大小便干涩难行的一派温燥之象，但病人腰部、大腿沉重疼痛依旧没有改善。张子和认为，本病为药邪致病，乃以下行之舟车丸、浚川散泄去其药邪、病邪后病见好转，甚至可以精神矍铄地骑马了。

案例 4：吐法治疗湿痹

棠溪李十八郎，病腰脚大，不伸，伛偻蹩躄而行，已数年矣。服药无效，止药却愈。因秋暮涉水，病复作。医氏使服四斤丸。其父李仲安乃乞药于戴人。戴人曰：近日服何药？仲安曰：四斤丸。曰：目昏赤未？其父惊曰：目正暴发。戴人曰：宜速来，不来则丧明。既来则策杖而行，目肿无所见。戴人先令涌之。药忽下走，去二十行，两目顿明，策已弃矣。比再涌泄，能读官历日。调至一月，令服当归丸，健步而归家矣。（《儒门事亲·卷六·湿痹》）

按语： 本案病人曾数年病腰脚肿大，屈伸不利，甚则行走困难。感受寒湿之邪之后病发。医生误用四斤丸（肉苁蓉、天麻、牛膝、木瓜）温燥之药补之，结果导致病人出现目肿暴发失明。张子和急用涌吐法以祛其药邪，继以补血活血，调经止痛的当归丸以祛其病邪，乃令痊愈。

（五）外治疗法

《儒门事亲·卷十五》的"世传神效名方"，共载外治方 74 首，如疮痈疽瘤，冻汤火伤，金创折损，虫蛇咬伤等外科专用方；剂型涉及硬膏，如水沉金丝膏、神圣膏药、玉饼子、蝼蛄疮方等，用于恶疮、瘰疬、阴疽、疮疡痈肿等；软膏，如烧烫伤方、破伤风方、猪蹄膏等；丹剂，如紫金丹、万圣神应丹、破棺丹；锭剂，如保生锭子、溃死肉药方；丸剂如治癣如圣丸；散剂如乳香散、二圣散、黄柏散、千金托里散、当归活血散等多达十余种剂型。

张子和运用外治法与其攻邪理论一脉相承，因邪之深浅高下，而倡汗、吐、下三法，使邪各得就近而出之，大致可以归类于汗、吐、下三法之中。如灸、蒸、熏、渫、洗、熨、烙、针刺、砭射（砭石）、导引、按摩等属邪自肌表而出的汗法；探吐、嚏气、点眼、漱口、塞耳等属邪自上行而出的吐法；下乳、催产、坐药等属邪自下行而出的下法。

《儒门事亲》卷六至卷八"十形三疗"，共录162例病案。其中，单用或并用外治法发汗者达34例，具体采用了灸、蒸、熏、渫、洗、熨、烙、砭刺、导引、按摩、涌吐等法；所治病证多达20余种，涉及内、外、妇、儿、五官、皮肤等临床各科，包括外感、风水、水肿、呕血、虚劳、飧泄、不寐、风搐、狂证、肾风、痛痹等。

1. 邪自上行，汗吐而解

《儒门事亲》中，记载张子和通过外治发汗，方法有熏蒸法、外洗发汗、熨法、刺血、导引等，均是使邪自汗从皮毛而出。熏蒸法，是以热力、烟雾或水蒸汽进行治疗的方法。《儒门事亲》中，其法有二：全身熏蒸或局部熏蒸。全身熏蒸，借热力和药力的作用促使患者出汗，从而达到祛邪的目的，用于治疗泄泻、外感风寒、寒痹、息贲等；局部熏蒸者，点燃药物，对准病变局部熏之，如燃点巴豆熏治风蛀牙疼等。外洗发汗法，即在暖室中用热水或适当方药煎汤洗浴，如治小儿风水，除服五苓散通阳利水外，更于不透风处浴之，使内外具行，收汗出肿消之功。熨法，用于治腰脚疼痛，天麻、细辛、半夏各2两，用绢袋2个，各盛药2两，煮熟，交互熨痛处，汗出则愈。

此外，张子和认为，出血之与发汗，名虽异而实同，因此也运用刺血疗法以发泄逐邪，通经散瘀，疏风宣毒，决壅泻火，清灵开窍，取效甚捷。并广泛地用于治疗头面五官的红、肿、热、痛诸症，皮肤疾病痈疽癣瘤，及风搐、呕血、肾风等20余种临床各科疾病。对于外感时气的治疗，张子和常采用导引法。具体方法，是使病人盘脚而坐，次于两手交十指，攀脑后风池风府，向前叩首，几至于地。如此连点一百二十数，急以葱醋、辛辣汤投之，汗出立解。

张子和还运用外治涌吐法，即用羽毛、钗股、竹筷等刺激舌根、咽弓，此为撩痰法，或利用旋转刺激以达到催吐的目的。其提出"引涎、漉涎、嚏气、追泪，凡上行者，皆吐法也。"（《儒门事亲·卷二·汗吐下三法该尽治病论》）。因此针对不同的吐法，采用不同的外用吐剂方。如《儒门事亲·卷十五》所载引涎代表方剂脑宣方（皂角不蛀者，去皮、弦、子，蜜炙捶碎，水中揉成浓汁，熬成膏子。鼻内嗜之，口中咬箸，良久，涎出为度）。嚏法既属于吐法，又兼汗法。张子和还运用嚏气即搐鼻法，通过刺激患者鼻腔使其通过喷嚏祛邪。其嚏气用方达7首之多，广泛用于牙痛、头痛、倒睫、外感等病，方剂有青金散（芒硝、螺青、没药、乳香）、不卧散（川芎、石膏、藜芦、甘草）、治牙痛方，应用于不同牙痛（口噙冰水一口，用大黄末纸捻，随左右痛处，鼻内嗜之），还有治倒睫方、治头风方等。此外，张子和还运用追泪法祛邪以治疗眼病，如其追泪专用方是锭子眼药（黄丹、黄蘗、黄连、枯白矾、炉甘石、铜绿、硇砂、川乌、干姜、蝎稍、信、乳香、没药为细末，入豆粉四两，浇蜜和就，如大麦许锭子。）

2. 邪自下行，下之则愈

《儒门事亲》所载外治法之下法，常用方法有下乳、催产、坐药等使邪自下行而出之法。第一，下乳之法，主治妇人产后气溢闭塞、乳脉不行之乳汁不下，可用木梳梳乳，周回百余遍，或针刺双侧肩井穴，则乳汁自下。第二,二阴塞药之法，包括治疗肛肠疾患。张子和除运用熏蒸法外，还常用药物制成栓剂（如枣柱样，一寸许），塞入肛门施治，治大便久秘，攻之不透者。第三，治疗妇人赤白带下、月经不通者，用枯白矾、蛇床子为细末，醋打面糊丸，如弹子大，胭脂为衣，绵子裹，纳于阴户。另外，张子和还重视使用灌肠等方法，即应用巴豆、牵牛、朴硝、大黄、甘遂、芫花煎液灌肠胃，或用锭剂塞入肛门，以通导大便，使邪从下出。

3. 方法多样，简便易行

《儒门事亲》中的外治法，不仅用治外部、局部的病变，同时亦可用于治疗多种内部及全身病变，涉及内、外、妇、儿、五官众科，方法多样，大多简便易行。临床应用时，张子和将其创新思维运用到外治法治疗相关疾病中。如其治疗牙病有其独到之处，所采用的外用法有烟熏、刷牙、漱口、填坑（孔）、捻线、鼻嗜、擦贴等，还有三法联用者。漱口方法，又分为冰水、温热、酸浆水漱；刷牙有早晚刷和随时刷之别，所用刷牙之药物亦各不同。

张子和治疗面肿风亦有其独到之处，认为本病是"风乘阳明经"，故以通圣散佐以豆豉、葱白等发散药物治疗，再配以与发汗"异名而实同"的"出血"疗法。另外，张子和外治法所用之方药，也很有特色。如消毒散，由当归、荆芥、甘草等组成，此方主治咽喉痛，为漱口方；马勃散，单用马勃吹喉，主治咽喉肿痛；治时气方，由牙硝、寒水石、大黄、牛子、鬼臼、鬼箭羽、冰片等组成，此方可内服，亦可水调得稠，鸡翎扫在肿处，主治时疫温病所致的咽部肿痛；张子和还自制工具取不慎吞入之异物等，不仅体现了他敢于临床实践、不断创新的精神，还为后世医家提供了宝贵的临床经验。

4. 病案举例

案例 1：因寒腰强不能屈伸

北人卫德新，因之析津，冬月饮寒则冷，病腰常直不能屈伸，两足沉重，难于行步，途中以床舁递，程程问医，皆云肾虚。以苁蓉、巴戟、附子、鹿茸皆用之，大便反秘，潮热上周，将经岁矣。乃乞拯于戴人，戴人曰：此疾十日之效耳！卫曰：一月亦非迟。戴人曰：足太阳经血多，病则腰似折，腘如结，腨如裂，太阳所至，为屈伸不利。况腰者肾之府也，身中之大关节。今既强直而不利，宜咸以软之，顿服则和柔矣……今君之证，太阳为寒所遏，血坠下滞腰间也。必有积血，非肾也。节次以药，可下数百行，约去血一、二斗，次以九曲玲珑灶蒸之，汗出三、五次而愈。(《儒门事亲·卷七·因寒腰强不能屈伸》)

按语：本案中病人由于冬日受寒导致寒滞经脉，阳气不得布散，出现腰强不能屈伸，双足沉重，难于行步。又过用肉苁蓉、巴戟天、附子、鹿茸等温燥之药，出现大便秘结之证。张子和认为，本病为感受寒邪导致积血停滞腰间，应采用汗、下之法以祛邪外出。宜先运用下法以祛除瘀滞之血，治疗大便秘结之证；再运用九曲玲珑灶，以发汗助祛除血滞。九曲玲珑灶，是张子和受晋代张苗治陈廪邱"烧地布桃叶于上蒸之"(《太平御览·第四册·方术部》)之启发而独创的，有熏、蒸、熨等综合作用。如此，通过此三种方法以发汗去血滞，达外邪。更先用下法就势祛除瘀滞之血，汗、下两法并用，则收效显著。

案例 2：误吞物咽中

一小儿误吞一钱，在咽中不下，诸医皆不能取，亦不能下。乃命戴人。戴人熟思之，忽得一策，以净白表纸令卷实如箸，以刀纵横乱割其端，作髇鬐之状。又别取一箸，缚针钩于其端，令不可脱，先下咽中，轻提轻抑，一探之，觉钩入于钱窍，然后以纸卷纳之咽中，与钩尖相抵，觉钩尖入纸

卷之端，不碍肌肉，提之而出。(《儒门事亲·卷七·误吞物咽中》)

按语:此例患者因误吞金钱于咽中，张子和用纸做套卷，用钩针钩住准备好的簪子，用钩针钩住钱中孔窍后，将纸做的套卷放入咽喉，防止钩针损伤咽喉表面，提拉而出。由此案可以看出，张子和擅于开拓实践，关注病人安危，别出心裁，神思巧妙，创制器械，将铜钱取出，亦急中生智而救人，胆大心细而成功，可见其高超的临床技艺。

案例3: 瘤

戴人在西华，众人皆讪以为吐泻。一日，魏寿之与戴人入食肆中，见一夫病一瘤，正当目之上网内眦，色如灰李，下垂覆目之睛，不能视物。戴人谓寿之曰: 吾不待食熟，立取此瘤。魏未之信也。戴人曰: 吾与尔取此瘤何如？其人曰: 人皆不敢割，戴人曰: 吾非用刀割，别有一术焉。其人从之，乃引入一小室中，令偃卧一床，以绳束其脐，刺乳中大出血，先令以手揉其目，瘤上亦刺出雀粪，立平出户。寿之大惊。戴人曰: 人之有技，可尽窥乎。(《儒门事亲·卷八·瘤》)

按语:本案病人在目内眦上长一瘤，体积较大，已经遮盖住眼睛，病人无法看到东西。张子和认为，本病应遵循《内经》"血实者宜决之"思想，采用针刺足阳明胃经之乳中穴放血，以疏通经络中瘀滞的气血；同时在瘤上多刺成雀粪状，给邪以出路，则瘀血去而新血生，使局部气血畅通，瘤乃消失。

(六)其他疗法

张子和在《儒门事亲》中，还记载诸多非药物疗法。其中，包括食物疗法和导引法等。另外还有禁咒法、各种水疗法，包括热水、冷水疗法、饮水疗法、冰雪疗法等。张子和认为，华佗的五禽戏有促进气血流通，提升人体正气，祛邪外出的作用，因而常习之能使汗出而百病皆愈。因此，在治疗解利伤寒，头痛身热恶寒，感冒初起时，发明了一套特殊的导引法。

具体方法是：先教病人盘脚而坐，次用两手交十指，攀脑后风池风府，向前叩首，几至于地，如此连点一百二十数，急服葱醋粥辛辣汤，汗出立解，此法通过运动来预防及治疗感冒初起，简便易行，达到"不药而药"的效果，对于现代社会来说，此法仍值得在人群中大面积推广使用。

张子和在《儒门事亲》卷四、卷五治病百法中录咒法7则，《儒门事亲》医案中还记载了使用禁咒法的例子，但其治疗疾病仅限于病势较为轻浅的皮肤病及物哽在喉之病，主要包括疮疖瘤肿、金疮、鱼刺麦芒、身瘦肌热、禁蝎、乳痈、疟疾不愈、咽中刺塞等。咒语表达的方式，主要有"唾之""吹气""咒水"等。大部分以消除病人的恐惧心理为目的，有助于增强病人的信心，改善其心理状态，稳定病人的情绪，起到心理暗示作用。如卷五治疗金疮医案，咒语为"今日不详，正被物伤，一禁不疼，二禁不痛，三禁不脓不作血"；卷五治疗疮疖瘤肿案，运用了威慑鬼的禁咒心法，起到了心理安慰作用。其咒语为"龙鬼流分诸毒肿，痈疮脓血甚被痛，妄心称意大悲咒，三唾毒肿随手消"，之后望日月灯火取气一口，吹在疮肿、丹瘤之上，右手在疮上虚收虚撮三次；卷五治疗鱼刺麦芒及咽中刺塞案，使用了威慑性咒语，包括了强烈心理暗示的仪式及语言动作。由于鱼刺麦芒卡喉，病人心情急躁，烦闷，无法平静，此时运用请神念咒之法，起到了安神定意的作用，对病人也有心理暗示作用。"十形三疗"载有"咽中刺塞"案，真实地记录了张子和用"咒水法"治疗的情形，并称"乃知法亦有不可侮者"。卷五用禁咒治疗"疮疖瘤肿"案，则称"得于祖母韩氏，相传一百余年"。张子和运用禁咒之法还结合了气功之法，强调意念的作用。如卷五治疗身瘦肌热案，念咒之后，望日取气一口，吹在手心，自揉之。如小儿病在左臂上，用法之人亦左手揉之。卷五治疗乳痈案使用咒语后，取此气一口，但吹在两手坎字文上，用大拇指紧捏定，面北立，一气念七遍，吹在北方；如此三遍，再在病乳上痛揉一、二百数，说明张子和将本病归结于心，认为乳痈是由于风热之邪蕴结于乳房，导致血脉凝注，溃腐为脓。因此采用禁咒法安神定志，达到心理治疗作用，再用气功及按摩法以流通气血则愈。

禁咒治病术中，暗含着医药、心理、气功等因素。禁咒术的施行，在客观上起到了心理治疗的作用。张子和还认识到禁咒治病术的局限性，认为可以用于治疗一些病势轻浅的小病，而对于病势已成的疾病，不能只拘于禁咒，否则将引起严重后果，体现了其实事求是的精神。

总之，《儒门事亲》中的非药物疗法，包括食物疗法、导引法及各种水疗法，丰富和发展了中医学的非药物疗法内容，扩大了应用范围。

张子和

学术影响

张子和擅用汗、吐、下三法，用药力主寒凉，开创了金元时期一个重要的学术流派——攻邪学派，其攻邪理论及临床经验在后世产生了深远的影响。在病因学方面，张子和充分肯定了邪盛是导致疾病发生的重要因素；在病机方面，强调"气血壅滞"、"肠胃不洁"是疾病发生的内在关键；在治疗方面，系统总结了汗、吐、下三法的运用规律，强调中医治病始终应该注意给邪以出路的思想。张子和用毕生精力将刘完素的火热理论付诸实践，积累了大量宝贵的病案资料，充分体现了汗、吐、下三法攻邪的特色。他的攻邪学说在内科范围形成了"攻邪论"，不仅在治疗危重急症和疑难杂症方面有着重要指导意义，同时也为温病学说的发展提供了理论依据，积累了实践经验。他还为民间医药学的发展记录了医案良方，并远播外域，对后世中医学术的发展产生了深远的影响。

一、历代评价

纵观张子和的学术思想，渊源于《黄帝内经》《难经》《伤寒论》等经典著作。对于张子和的医学成就，史书及后世学者、医家给予了高度评价。如：元·脱脱《金史·列传》中，盛赞张子和说："世传黄帝、岐伯所为书也，从正用之最精"。赞其"精于医，贯穿《素》《难》之学，其法宗刘守真，用药多寒凉，然起疾救死多取效"。元末明初的大史学家宋濂，为朱丹溪《格致余论》题辞时，评价张子和说："金元以善医名凡三家，曰刘守真氏、曰张子和氏、曰李明之氏……皆以《黄帝内经》为宗，而莫之有异也。"清代罗浩发挥宋濂之意说："丹溪此书，遇一证，必首列河间、戴人、东垣三家之说，余无所及；其断症立方，亦皆不外是……《格致余论》著补阴之理，正发三家所未发。由是攻邪则刘、张堪宗，培养则李、朱已尽……"明代王祎所著《青岩丛录》对张子和评价甚高："张洁古、刘守真、张子和、李明之四人者作，医道于是乎中兴。"张颐斋在《儒门事亲》序中讲到张子和，言其"专探历圣之心，阐发千载之秘，辨实于虚，识燠于寒，以至阴阳之造化，运气之所以胜复，风土之异宜，形神之殊禀，无一不穷其极。凡所拯疗，如取如携，识者谓长沙、河间复生于斯世矣"。朱丹溪在《格致余论》中，称赞张子和"驰名中土"，可见影响之大。

明·王肯堂评价张子和说："治法变通化裁、出奇制胜而愈其病，非拘执药饵一法，其用心智慧非庸工所可揣度。"（《灵兰要览》卷上）明·孙一奎也曾明确指出："张戴人，医亦奇杰也……予惟人之受病，如寇入国，不先逐寇，而先拊循，适足以养寇而扰黎元也。戴人有见于是，故以攻疾为急，疾去而后调养，是得靖寇安民之法矣。"（《医旨绪余·下卷》）

程杏轩《医述》对张子和敬佩有加，言"张戴人，医之奇杰也"。何梦瑶在《医碥》中，对张子和的攻邪学术思想予以充分肯定。其云："子和治病，无论何证皆以汗、吐、下三法取效，此有至理存焉。盖万病非热则寒，寒者气不运而滞，热者气亦壅而不运，气不运则热郁痰生、血停食积，种种阻塞于中矣。人身气血贵通而不贵塞，非三法何由通乎？"。王孟英也慨叹道："亘古以来，善治病者，莫如戴人。"（《温热经纬》）

从另一方面来看，张子和采用的汗、吐、下三法相对峻猛，虽有"邪去正安"之义，但也有失偏颇。特别是关于吐法的作用，医家还有不同的看法。如：清·费伯雄评价张子和之法时，认为其用药太过峻猛，因此未免有偏颇之处，故临床使用受限。如其所云："所谓四大家者，乃刘河间、张子和、李东垣、朱丹溪也。就四家而论，刘、张两家，善攻善散，即邪去则正安之义。但用药太峻，虽有独到处，亦未免有偏胜处，学者用其长而化其偏，斯为得之。"(《医醇賸义·四家异同》)。然而，清·汪昂针对此种状况也曾惋叹道："先贤用吐法者最多，今人惟知汗、下，而吐法绝置不用，遇当吐者而不行涌越，使邪气塑结而不散，轻病致重，重病致死者多矣。"(《医方集解》)。总体上来看，张子和汗、吐、下攻邪三法，在临床上使用不多，尤其吐法更少使用。

二、学派传承

（一）充实和发展了中医辨证论治体系

1. 继承并扩大伤寒学派攻邪三法

张子和在《儒门事亲》中曰："余尝用吐方，皆是仲景方。""仆尝用治伤寒汗下吐三法，移为治风痹痿厥之法，愈者多矣。""余尝用张长沙汗下吐三法，愈疟极多。"《儒门事亲》中张子和多处提到他对仲景理法方药的分析与应用，《儒门事亲》的212则医案中，应用《伤寒论》方剂者就有58案，占17.9%。仲景汗吐下三法应用原则及其主要的经方正是张子和应用三法的依据。另外，张子和还扩大了伤寒学派攻邪三法的应用范围，如汗法中应用辛凉之剂发汗，认为淡渗利湿法为解表发汗法，将针法、艾灸、熏、熨等外治法应用到了汗法中，认为凡在表者皆可发汗。认为凡苦剂者皆可吐，凡在上者皆可吐，吐剂为峻烈之剂，吐后注重调护，认为吐法的机理为调畅气机。认为下法即为补法，创立了新的下剂，将下法扩展为凡催生下乳、磨积逐水、破经泄气，凡下行者，皆下法也。

2. 开创攻邪学派攻邪以安正思想

张子和在《内经》《伤寒论》及刘完素火热论基础上，根据当时部分医家盲目投补给病人带来的严重危害，为纠正医界的不良时弊创造性地提出了"病由邪生，攻邪已病"的攻邪学说，强调因邪致病、论病重邪、祛邪安正三个要点。治法以寒凉立论，提出阴阳损益并进的补益法则，体现出其以攻邪论为基础的补法特点。并根据病邪所在的处所，提出了汗、吐、下三法的具体运用，丰富和发展了《内经》的有关理论及方法，对后世医家产生了深远的影响。

3. 奠定温病学派发展成熟的基础

张子和将寒凉学说发展为攻邪论，对于伤寒、时疫、伏热、温毒、风症、中暑等病，阐述颇多，为明清温病学派的发展与成熟奠定了理论基础与实践经验。他认识到热病的流行与"多故之时，荧惑失常，师旅数兴，饥馑相继，赋役既多，火化大扰"（《儒门事亲·卷一·立诸时气解利禁忌式》）的社会环境密切相关。在《儒门事亲·卷一·小儿疮丹瘾疹旧蔽记》中指出出疹性热病"时与伤寒相兼而行"，并有"惹疮疱传染"的特点。作为温病学派奠基人的明末吴又可受张子和影响，力倡祛邪外出为第一要义，并以此作为祛邪思想的核心。所撰《温疫论》也曾谈到张子和汗、吐、下三法，认为："诸窍乃人身之户牖也。邪自窍而入，未有不由窍而出。经曰：未入于腑者，可汗而已，已入于腑者，可下而已。麻征君（实指张子和）复增汗、吐、下之法，总是导其邪从门户而出外，可为治之大纲。"（《温疫论·标本》）

（二）攻邪学派传人与建构

张子和学术传人有麻知己、常仲明、常德、栾景先、赵君玉、阎瓃、张仲杰、李子范。元好问《遗山先生文集·正定府学教授常君墓铭》云："元光癸未，予过郾城见麻征君知几，问所与周旋者，知几以镇人常仲明、中山赵君玉对……北渡后来镇阳，仲明在焉……辛亥九月，自太原东来，过仲明之门，而仲明之下世十许日矣……君讳用晦，姓常氏，仲明其字也……自少日有声场屋间，游梁之后，交文士益众，赋业外，他书亦能研究，国医宛丘张子和推明岐黄之学，为说累数十万言，求知几为之润文，君颇能探微旨。亲识间有谒医者，助发药，多所全济，病家赖焉。不幸遭疾，临终二三日，执笔纪先世事迹垂示来裔，饮酒谈笑，与家人诀，怡然而逝，春秋七十有四，实辛亥九月十九日也。"

麻知几

麻九畴（1183—1232），字知几，号征君，初名文纯；易州人（今河北易县）；金代文人、医家。长于经史，正大三年赐进士及第，应奉翰林文字，未几谢病而去。晚好医方，因患疾从张子和学医，尽传其学，且润色其所著书，尽得其妙。元代刘祁《归潜志》载："麻九畴知几，初名文纯，易州人。幼颖悟，善草书，能诗，号神童。既长，入太学，刻苦自励……知几为人耿介清苦，虽居贫，不妄干求，卓然以道自守。"因为曾经受诏聘官，所以人们称他为"征君"。正大三年（1226）结识张子和以后，很是信服，家人、亲属有病便请张子和治疗。如《儒门事亲·卷六·十形三疗》中，载有其妻"代指痛""滑泄干呕"，其兄"太阳胫肿"的验案。《儒门事亲·卷六·十形三疗》载有其试用张子和治法治疗"疱后呕吐"的验案，生动可信。《儒门事亲》中，刘完素《三消论》乃未刊遗著，为麻知几于刘氏后人处求访而得，并"于卷首增写六位脏象二图"。

常仲明

常用晦（1178—1251）字仲明，先世为山西雁门都崞县（今山西省浑源县）人，曾祖移居今河北平山县。其与张子和初遇于"滱水之南乡"，正是张子和曾住地。其为张子和弟子，并无疑义。从"风痰"案分析，张子和治愈常仲明之子风痰疾时，其子方15岁，常仲明当在35岁左右。此后，张子和治愈常仲明"因风鼻塞""二阳病""湿痹"，及其妻"遇寒手热"。《儒门事亲·卷六·十形三疗》载有张子和为常仲明及其妻、子治病的多个医案。《儒门事亲》"补论"为常仲明所作。常仲明等还记录整理了张子和医案，即《儒门事亲·卷六·十形三疗》，以及医话部分，即"杂记九门"。

张子和、麻知几相继逝世后，还将写作《儒门事亲》后剩余的医学资料及医学启蒙教材汇撰为"治法心要"，参与了张子和医论医案的整理与保存，是张子和撰写《儒门事亲》的主要助手。

常德

常德，为常仲明之子，生卒年未详。元好问《遗山先生文集·正定府学教授常君墓铭》载："常仲明，子德，彰德府宣课使。"曾作元代彰德府（今河南安阳）宣课使和漕司。自清以降，一些颇有学术地位的论著也多称仲明，即是常德。如熊氏种德堂本《张子和心镜》一卷，题为"门人镇阳常德仲明编"。张一群考《常君墓铭》所述德即常德，乃仲明之子。年少时聆听过张子和的教诲，通晓医学。常德亲自历验了汗、吐、下三法的独特功效，使之诚心对张子和执弟子礼，遂以张子和门人自居，且颇得张子和心传，著有《伤寒心镜》，收录于《河间六书》，刊于 1217 年，又名《张子和心镜别集》。

栾景先

栾企，字景先，生卒年未详。是张子和晚年所收的门人，也是张子和的病人。《儒门事亲·十形三疗》提到张子和的门人，或曰"栾企"，或曰"栾景先"。《儒门事亲·十形三疗·肠癖下血》中，记述了栾企拜张子和为师的过程："棠谿乐彦刚，病下血，医者以药下之，默默而死。其子企，见戴人而问之曰：吾父之死，竟无人知是何证。戴人曰：病剒其心也。心主行血，故被剒则血不禁。若血温身热者死，火数七，死必七日。治不当下，若下之，不满数。企曰：四日死。何谓病剒心？戴人曰：智不足而强谋，力不足而强与，心安得不剒也？乐初与邢争屋，不胜，遂得此病。企由是大服，拜而学医。"《儒门事亲·十形三疗》记有栾景先用张子和经验为人治牙病的效案。栾企学医较常德晚，学医前无医学基础，其学医时间似在张子和晚年，故《儒门事亲》现通行本中收集的一系列医学基础资料，如"治法心要""撮要图"等，极可能是为栾景先学医而撰写辑录而成。

阎瑀

阎瑀，字润夫（1204—1286）。元·姚燧《牧庵集·医隐阎君阡表》载："阎氏，曹之漆园人，后徙陈之西华……生而明颖、孝谨，长由其外舅申琏与张子和同侍疾英邸，故尽得其术，业医事亲……故施验于外者，疾辄已……求药其门者日亦滋众。壬辰，逾河而北，侨居宣德府，以所取医直衣食……时召诸道医……年五十，饬其子曰：吾从学良医，又勤心奇书古方……"。史书及《儒门事亲》中虽未见载，但由上所述，其亦当是张子和门人。

赵君玉

赵君玉，生卒年未详。《儒门事亲·十形三疗》称他"安喜"人，前引元好问文称他"中山"人，实为同一地方，即今河北定州一带。赵君玉曾当过省掾（官名），因张子和的高超医术，自谦为张子和的门人，非以医为业。《儒门事亲·十形三疗·病发黄》载："安喜赵君玉，为掾省日病发遍身黄，往问医者。医云：君乃阳明证。公等与麻知己皆受训于张戴人，是商议吃大黄者，难与论病。君玉不悦，归，自揣无别病，乃取三花神佑丸八十粒，服之不动，君玉乃悟曰：予之湿热盛矣！此药尚不动。以舟车丸、浚川散作剂，大下一斗，粪多结者，一夕黄退。君玉由此益信戴人之言。"《儒门事亲·十形三疗》还载有张子和为其及妻子治病的医案，也有他自己用张子和经验治自身之病的医案："安喜赵君玉，目暴赤肿，点洗不退。偶思戴人语曰：病在上者皆宜吐。乃以茶调散涌之，一涌，赤肿消散。"

张仲杰

张仲杰，生卒年未详。南宋嘉定八年，金贞祐三年（1215），张子和是年六十岁，在顿丘（今河南商丘）收张仲杰为弟子。《儒门事亲·卷三·补论》云："贞祐间……至顿丘，而从游张君仲杰之县舍，得遇太医张子和先生诲仲杰以医，而及于游公君宝暨不肖。"张为郾城县令，曾主持开设该县道学，元代王若虚《滹南遗老集》有"答张仲杰书"，谈道学事。张仲杰为地方官吏，非以医为业，与张子和之谊兼师友。

李子范

李子范，字林虑，生卒年未详。因母老志于医，私淑张子和之学。《儒门事亲·后序》载："有隐士林虑李君子范者，以其有老母在，刻意岐黄，及得是书，喜而不舍，遂尽得宛丘之传。"由此可见，李子范为私淑张子和之学者。

三、后世发挥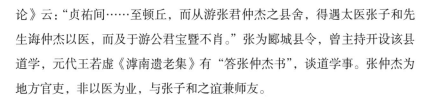

历代也有医家，从张子和的攻邪理论及攻邪三法中获得启示并有所创新。

（一）内科杂病方面

以"内伤脾胃学说"立论，被后世尊为补土派巨擘的李东垣，其著名观点"火与元气不两立，一胜则一负"，表明元气不足则阴火亢盛，元气充足则阴火自然消失，即明确地提出了火与元气，邪与正之间的密切关系，指出两者都不可忽视，二者相互制约。李东垣强调脾胃内伤的治疗，在益气升阳前提下，必须配伍降泻阴火这一法则。其著名方剂"泻阴火升阳汤"，以黄柏、知母为主药，正是体现了这种祛邪除病的学术思想。

同为金元四大家之一的朱丹溪，受张子和湿热相火为病导致气血凝滞为主要病机的影响很深，给他用"气血痰郁"病机治疗杂病以很大的启发。朱丹溪医案中以汗、吐、下法治疗者比比皆是。其发明的"倒仓法"，强调推陈致新则尤为明证。所谓"仓"者指肠胃，所谓"倒者，倾去积旧，而涤灌使之洁净也"。具体方法：黄牛肉一二十斤，长流水煮烂，融入汤中为液，以布滤出渣滓，取净汁再入锅中，文火熬成琥珀色，每饮一小杯，稍停又饮，须积数十杯，饮后得吐利，可尽病根。吐利后静睡一、二日，饮则可食淡粥，三日后始可进菜羹。朱丹溪对催吐法加以改造，一般催吐、攻下以驱逐体内实邪，不免正气也伤，代之以牛肉汁有去留毒而不伤正而补益虚羸之效。其继承与发挥张子和经验，体现在以下几个医案中：其一，如治族叔祖，夏末患泄利至深秋，百方不应。看后认为病虽久而神不悴，小便涩少而不赤，按其两手脉俱涩而颇弦。知其必多年沉积，癖在胃肠。治以澄源清流方法，用吴茱萸、陈皮、青葱、蘸苜根、生姜煎浓汤，和以砂糖，饮一碗许，自以指探喉中。至半时辰，吐痰半升许，如胶，是夜减半。次早又饮，又吐半升而利止。又与平胃散加白术、黄连，旬日而安（《格致余论·治病必求其本论》）。此例治法，与《儒门事亲》卷六湿形泄泻古㒒一讲僧案，先吐痰，再泄积，后以胃药收功，几乎是同出一辙，虽然具体药物略有出入，治法是自有渊源的。其二，治其师许文懿，始病心痛，用燥热香辛药而足挛痛甚，且恶寒多呕，杂治数年，几如废人，众工技穷。朱丹溪因其烦渴恶食者一月，以通圣散与半月余，下积滞如五色烂丝织品者，如柏烛油凝者，近半月而病似退，但尚两足难移，又与倒仓法，节节如应，因得为全人（《格致余论·倒仓论》）。其三，治一女子，性躁味厚，暑月因大怒而呃作，每作则举身跳动，神昏不知人，问之乃知暴病。视其形气俱实，遂以人参芦煎汤饮一碗，大吐顽痰数碗，大汗，昏睡，一日而安（《格致余论·呃逆论》）。由上可见，张子和的"吐法兼汗""泻法兼补""君子贵流不贵滞，贵平不贵强"的独到经验，在丹溪医案都有体现。另外，他治一女子病不食，面北卧者且半载，医告术穷。朱丹溪诊之，肝脉弦出左口，曰：此思男子不得，气结于脾故耳。叩之，则许嫁，夫人病五年。他谓其父曰：是病惟怒可解。盖怒之气击而属木，故能冲其土之结，今第触之使怒耳。父以为不然。翁入而掌其面者三，责之以不当有外思，女子号泣大怒，怒已进食。翁复潜谓其父曰：思气虽解，然必得喜，则庶不再结。乃诈以夫有书，且夕且归，后三月，夫果归，而病不作（《丹溪心法·丹溪翁传》）。这种治例，颇似张子和再世重现，所以能够动人耳目，易人听视，疗效非凡。

后世医家将张子和的攻邪法称为"医之霸道"。善用"霸道"而成大家者不乏其人。元末明初医家王珪的"败痰既下、诸病悉愈"的主张，就是秉承张子和攻邪学说，而对诸痰、积食、瘀血、挟火为患者有诸多发挥。其云："因痰而致病者，先治其痰，后调余病；因病而致痰者，先调其病，后逐其痰。"其治虽分先后，但原则必须祛痰，盖痰可是病之标，又可成为病之本，痰不去则病不拔。其自制的礞石滚痰丸，适应证就达16种之多，故王珪以此方活人无数。王珪治病之法，悉宗张子和，其所制诸方，亦多从张子和方药中化裁而来。如治水气癥瘕的大戟丸出自三花神佑丸，治水臌的桃溪气宝丸源自槟榔丸，治积食陈痰的神效五食丸化裁自四生丸等。检其病案，更可验证其治法与张子和十分相似。

清初医家沈鲁珍亦主痰郁化火之说，喜用利痰清火之法疗疾，尤其临床治疗苦寒为先，清利开泄，善用豁痰清火之方，占其所治病例十之六七。沈氏指出："士材以阳为君子，阴为小人；热药为君子，寒药为小人。但《易》云一阴一阳之谓道，《内经》云无阳则阴无以生，无阴则阳无以化，二者不可偏废。至于治症，当以元气为君子，邪气为小人。元气宜补，邪气宜去。寒热温凉，随病而施，中病而止，岂可多事温补，痛戒寒凉乎。"其临床治验，得攻下而愈者居多，喜用三黄、承气、礞石滚痰丸之属。如用元明粉、滚痰丸治汪周拔梦遗案，用承气汤治阊门外蒋老夫人滞下案，皆为独具匠心之笔。

明初医学大家吕复亦深受张子和影响，是私淑张子和主攻学说的典范，遣方用药善用吐、下之剂，疗效甚佳。其云："张子和医如老将对敌，或陈兵背水，或济河焚舟，置之死地而后生，不善效者，非溃即北矣。"吕氏医案，赖戴良采数十则收入《九灵山房文集》。观其治验，得吐下而愈者十之八九，对急证、热证、怪证，皆能抓住时机而祛邪外出。吕复的25例验案中，包括伤寒、泄泻、不寐、喘、厥、哕、癫狂、鼻衄、头风、疥癣、麻风、经闭、内痈等内、外、妇各科17种病证，其治多效仿张子和攻邪之法。其中，以应用汗、吐、下三法而取效者17例，或单用一法，或相互配合。其他案例亦为应用他法祛邪或攻补兼施而取效。如治疗因惊而风，"痰溢膻中、灌心包"，风痰闭阻心窍的癫狂症，投以涌剂，藜芦、瓜蒂等，使痰涎涌而病瘳，此为吐法的应用范例。另外，他还以藜芦瓜蒂散涌吐治愈视觉异常证，以小承气攻下治愈惊骇吐血，以硝黄乳香散治愈肠痈、睾丸肿痛等病，皆深得张子和之心法。

康熙年间名医王三尊，著有《医权初编》二卷。其善以痰火实热立论，喜用张子和攻邪之法，创立"用霸全王"之说。尝谓："文字之医用药多补，经历之医见功速。"又云："今世之谈医者，皆云贱霸而贵王，殊不知王道不当，流之为迁；用霸得当，正所以全王也"。"用霸全王"，正是他深得张子和攻邪学说精髓之明证。王三尊临证先视其有无外邪、内积，然后抓紧时机，攻去邪积。如其对于疫证如何通过辨证、察舌，掌握运用下法很有心得。往往根据临床所见，对疫症患病一周以上，其病不见好转者，采用下法治疗。其云："轻者，胃脘微硬、微渴，舌黄，不思食，以小承气汤小其制，生熟军微利之。重者，舌苔黄燥，腹满痛，谵语，饮冷，二便不通，脉沉数有力，乃大承气汤证。"（《医权初编》）除喜用张子和诸方及滚痰丸之外，更巧创一味熟军下法，得心应手，每建殊功。如以熟大黄运用于痰饮、积滞、实痢、实疟、火眼等病证，或单用、或配合其他药，往往获得良效。他对大黄之功效，颇有独到见解，明确指出："攻积导滞去肠胃之积；

凉血泻火清血分之实热；逐瘀通经引败血下行，推陈致新，调中化食；酒蒸数次能将巅顶之火驱之从二便出。"如治疗肺素不清，兼外邪传肺，而喘咳不止，又兼传胃之证，王氏以小承气汤，生熟军各半，加桔梗、蒌仁，三下而舌润渴止，但咳不止，单以清肺而愈。可见王三尊从理论到临床，均属善学张子和而有所拓展。

（二）温热病学方面

温病学说肇始于《黄帝内经》，河间学派、攻邪学派承前启后，张子和将火热论、寒凉学说发展为主攻论，对于伤寒、时疫、温毒、中暑、伏热等病，阐述尤多，为明清温病学派奠定了理论基础与实践经验。

明·吴又可"开门祛邪"思想即源于张子和，他主张瘟疫病以祛邪为急务，选用汗、吐、下三法治疗。正如《名医类案》所云："吴又可出，俨然一张子也"。吴又可力倡祛邪外出为第一要义，并以此作为祛邪思想的核心。其云："有邪不除，淹缠日久，必至尪羸……邪气去而正气得通，何患乎虚之不复也。"（《温疫论》）因而在治疗上主张"客邪贵乎早逐"，在治法上亦以汗、下为主，而更突出下法。还提出了温病是由一种具有传染性、流行性、多样性、偏中性、特适性的"疠气"所导致，认为"邪自口鼻而入"，受到张子和的外邪致病观的影响。吴又可认为，温疫病除初起为邪在膜原，当疏利透达，解毒泄浊；其后大多为疫邪壅遏在里，唯用下法方可涤荡之，是故"邪去则里气通，中气方能达表。"因此在整个治温过程中，吴又可注重使用下法。其云："凡下，不以数计，有是证则投是药。"并根据舌苔和热象的变化，大胆提出"下之""再下之""更下之""更宜下之"。如：下后脉沉，是余邪未净又传入里，吴又可主张"更宜下之"以防邪留生变；下后邪气复聚，出现复发现象，是膜原尚有余邪复病于胃，是复发的根本原因，故主张再下。吴又可对下法的独特见解，还体现在对一些特殊证候下法的使用。如《温疫论·上卷》记载有内壅不汗证的治法，认为"宜承气先通其里，里气一通，不待发散，多有自能汗解"。其云："因失汗以致发黄、谵语、狂乱、苔刺等坏证"，与张子和《儒门事亲·卷一·立诸时气解利禁忌式》论述的"温疫、时气"等证，"妄用辛温发散之剂，热反增剧，以致于发狂谵语、衄血泄血、喘满昏瞀、懊憹闷乱、劳复"同出一辙。论病机，吴又可云："热不能自成其热，皆由热在胃家，阻碍正气，郁而不通，积火成热。"这与张子和的"气血壅滞，肠胃不洁"观点相吻合。其治疗善用下法，与张子和"知者必投承气，逐去其邪，气行火泄而热自已"的思想毫无二致。

吴又可之后的温病大家叶天士，主张"温邪上受，首先犯肺"；薛生白提出："邪自口鼻而入者，十之八九，自皮毛而入者，十之二三"，亦推崇外邪致病观。其余如余霖的"疹者火之苗，火者疹之根"；吴鞠通的上焦用辛凉，中焦之用下法亦皆由寒凉、攻邪二说演化而来。追溯温病学说，发端于《黄帝内经》《难经》和《伤寒论》，继承于刘完素、张子和，而后经明清诸家完善。因而，王孟英《温热经纬》中对张子和推崇备至。认为"亘古以来，善治病者莫如戴人，不仅以汗、吐、下三法见长也"。清·杨栗山《伤寒瘟疫条辨》在治疗温病方面，亦受张子和攻邪学术思想的影响，临床思路又与吴又可"瘟疫病以驱邪为急务"相合。其创制宣透风热、清解热毒的升降散（白僵蚕、蝉蜕、姜黄、大黄）等，治温病重视祛邪，其用药特点是集中多种寒凉清热解毒之品，辅以苦寒攻下及轻清透散之药，与张子和"邪去而元气自复"思想相一致。

张子和扩大攻邪三法的内涵，以施用于临床而治百病的思路，得到清·俞根初的赞同。其云："余谓发表不但汗法，凡发疹、发斑、发瘄、发痘，使邪从表而出者，皆谓之发表。攻里亦不仅一下法，凡导痰、蠲饮、消食、去积、通瘀、杀虫、利小便、逐败精，使邪从里出者，皆谓之攻里，邪去乃正安，故逐邪以发表攻里为先。"此外，其对张子和的邪入生郁，食疗补虚之论亦大为推崇。提出："凡伤寒病，均以开郁为先。如表郁而汗，里郁而下，寒湿而温，火燥而清，皆所以通其气之郁。病变不同，一气之通塞耳。塞则病，通则安，无所谓补益也。补益乃服食法，非治病法。"（《三订通俗伤寒论》）他发挥张子和之说，达到融会贯通的效果。张子和论小儿出疹性热病，倡"白虎加人参服之勿辍"，"以寒凉药舍死救之"之论，启发余师愚大剂石膏攻泄疫疹的用药思路。

（三）对外治法的影响

《儒门事亲·卷十五》的"世传神效名方"，共载外科方74首。张子和外治法涉及内、外、妇、儿多个学科，为后世医家发展外治法奠定了基础。

清·吴师机，原名安业，字尚先，晚年自号潜玉老人，浙江钱塘（今浙江省杭州市）人。吴师机擅用膏药，兼以其他外治法治疗一切内外疾病，是中医学术发展史上一位卓有成就的外治名家。著有《理瀹骈文》，原名《外治医说》，后取《日华子》"医者理也，药者瀹也"之意。外治的三焦分类法乃吴师机首创，其提出"内病外取，须分三焦论治"，使纷纭繁杂的外治部位与方法统归于"三焦分治"的纲领下，可谓执简驭繁，独具匠心。"上用嚏、中用填、下用坐"，即为此纲领的高度概括。其自制膏药，有复方与单方两种，复方膏药有151首，其中外科病21首、妇科病17首、儿科病7首，其余均为内科病和通治三焦、五脏六腑及内外妇儿诸病证膏方。吴师机所倡之外治法，据其所述"盖尤得力于张子和者。"

（四）对针灸医学的影响

张子和不是针灸专家，其著作中有许多针灸治病的记载，并将攻邪思想渗透到针灸领域中，学术观点独到，治疗特色鲜明。其刺络放血理论与攻邪理论一脉相承，在针灸理论中占有相当重要的地位，对针灸医学的发展及流派的形成，也起到重要的促进作用。如张子和刺鼻内出血治疗目疾，更是为后世《玉龙歌》《奇效良方》等所承载。明·薛立斋继承了张子和的临床经验，将刺络泻血疗法广泛运用于临床，善用针砭决脓放血。薛己认为，许多外科疾病，若脓成长痛，或毒气宜速去者，均宜采用决脓或放血的办法，须"急针之"。如《口齿类要》中记载治疗一例舌肿医案"刺舌尖及两傍，出紫血杯许，肿消一二……仍刺出紫血杯许，亦消一二。仍服前汤，良久舌大肿，又刺出黑血二杯许，肿渐消"（《薛立斋医学全书·口齿类要·舌症》）

张子和所创立的刺血学说，在取穴方面，将循经取穴与局部刺血相结合，取穴及出血量均多，丰富了针刺学术理论，为针灸医学的发展做出了重要贡献。如稍后的罗天益私淑其术，临床刺血也常用散刺法，出血量多；明·薛立斋根据张子和治喉痹放血的经验，治愈了不少喉痛症，还常在外科疮疡的治疗中运用刺血疗法等，他对刺血术的临床运用和研究记载，与张子和倡导刺血攻邪学说有一定的关系。

（五）对民间医药的影响

张子和重视收集民间验方，并将其纳入攻邪三法中广为运用。清·赵学敏曾广采博收，将走方医的经验总结为《串雅》。走方医治病之宗旨为"贱、验、速"，其主要治法为"顶、串、截"。"药上行者曰顶，下行者曰串，故顶者多吐，串药多泻。顶串而外则曰截，截，绝也，使其病截然而止。此即古汗、吐、下三法也"。顶药门载方12种，所用之药全在张子和习用的36种催吐药之内；串药门载方18种，亦皆张子和所制之禹功散、牵牛散、三花神佑丸三属。截药门分总治、内治、外治和杂治四节，所选单方重剂仍以汗、吐、下三法为主。

由此可见，张子和的攻邪学说，对民间走方医的发展有着直接的影响，走方医的顶、串、截三法，实源于张子和的汗、吐、下三法而又有所发展。

四、国外流传

唐代以后，中国医学对日本产生了巨大影响。有学者研究小岛宝素的《河清寓记》，记述了板坂卜斋（1578—1655）浅草文库收藏的古写本《儒门事亲》，以此为线索，通过对卜斋家世、师承、浅草文库建立的考察，发现卜斋的恩师吉田宗询，1575年注解《医方大成论钞》时引用的"子和曰"，均出自《儒门事亲》的前三卷。从而认定古写本《儒门事亲》是抄自吉田氏引用的三卷本《儒门事亲》，该书则是由两次到过中国的吉田宗桂等医家于1575年之前带回日本的，成为《儒门事亲》一书传日的最早证据。

张子和的攻邪理论传入日本后，对日本汉方医学界产生了一定影响。中琴神溪就是一位卓有成就的代表医家。中琴神溪（1734—1833）学宗吉益东洞，倡用古医方，业医京都，名震远近，有龙韬豹略之誉，尤善用张子和的汗、吐、下三法及刺血、放血法。他胆大心细，辨证灵活，常人认为不可吐、下者，他独以吐、下取胜。喜用药有张子和的导水丸、禹功散、泻水丸及古方十枣丸、三圣散、瓜蒂散等方。但最娴熟的莫过龙门丸（即张子和三花神佑丸加槟榔），常以此方治痈疽、目翳、癫痫、狂、疥癣、痿痹、尿血、下疳、黄疸、肺痈、肠痈、梅毒等证，皆能显效。善于习用张子和刺血疗法，如耳垂放血治耳聋、耳痛；刺曲池出血治臂肿痛疮，刺委中出血治鹤膝风；刀割膏肓出血治梅毒、肺痈、痧痘等。这些足以证明中琴神溪对于张子和攻邪学说体会深刻，运用纯熟，不愧为私淑张子和并取得卓越成就，深具影响的医家。

张子和认为，凡病之生必因于邪，邪入生郁为滞，久郁则气化为火，久滞则水停成湿，成为简化病因病机之首倡。这种思维方式及其派生的攻邪理论，随着金元医学传入日本，对日本汉方医后藤艮山"一气留滞"说极有启迪，而吉益东洞的"万病一毒"说实际是"一气留滞"的发展，吉益南涯的"气血水"说则是在"万病一毒"一元病因论基础上加以扩展。

日本江户时代中期，被称为日本"古医道之开山祖"的后藤艮山（1659—1733），倡言"一气留滞"说。艮山说："凡欲学医者，宜先察庖牺始于羲皇，菜谷出于神农，知养精在谷肉，攻疾乃藉药石……而能识百病于一气之留滞，则思过半矣。"他认为："凡病之生，受风寒则其气滞，伤饮食则其气滞，伤七情其气亦滞，皆气郁滞所致也，元气郁滞则经络腠理闭塞，病根深伏。"这种思想同张子和邪入生滞，致生百病的论点是一致的。艮山的治法纲要，主要是根据气机留滞的不同部位祛除病因，而使元气流畅。虽然其用方与张子和不尽相似，但张子和"惟以气血流通为贵"，"贵流不贵滞"的治疗思想，对日本汉方医有极大的影响，后藤艮山氏之子椿庵、孙慕庵、门人香川修德、山胁尚德等，皆扩充其说，在他们的医学著作《师说笔记》《病因论》《救弊医话》中，详尽地阐述、发扬了这一学术观，成为日本汉方医中著名的"后藤流"医学。

日本江户时代的吉益东洞（1702—1773），是汉方医古方派鼻祖。他推崇《伤寒论》，擅用汗、吐、下三法，他说："疾医为万病唯一毒，而去其毒，以汗、吐、下而解去，则诸病疾苦尽治矣。"（《古医书言》）对攻与补的辩证分析也与张子和同出一辙，他认为："医之于术也，攻而已，无有补矣。药者，一手攻焉者也，攻击疾病矣。《内经》曰：攻病以毒药。此古之法也。""药者，偏性之毒物耳，是以虽能拔邪气，而不能补精气也。""病者，毒也，以草根木皮解其毒，则疾病尽去而已矣。"东洞的医学观点与张子和学术思想十分契合，这些观点在文字表达上都极为相近。

东洞之子吉益南涯（1750—1813），承"万病一毒"之旨，详气血水之辨。在其著作《医范》《气血水药征》中，反复论说了这一命题。他认为："万物皆一毒，药亦毒也。以毒攻毒是医之要道……气血及水，是为三物，三物之精，循环则为养，停滞则为病。失其常度，则或急或逆，或虚或实，诸患萌起，各异其状。"在病因上，将东洞无形可据的"一毒"一元论，衍为"气血水"三毒，成为一种朴素的原始的液体病理概念。其治疗大旨，仍是以攻邪为主，其云："夫气与水、血，虽养身之物，偏则为害，谓之毒。毒也者，伤害物之谓也，其所毒之物三，而至毒于我则一也，是以谓之一毒，一毒之谓，示治病于攻，而无补益也。"

综上所述，张子和是继刘完素之后，具有革新精神的医学家。他医德高尚，治学态度严谨，务在求实，临床胆大心细，遵古而不泥古，善于变通化裁，其独特的学术见解和精湛奇妙的医疗技术，在中医学发展史上占有重要的学术地位。《金史·本传》对张子和评价较高："精于医，贯穿《素》《难》之学，其法宗刘守真，用药多寒凉，然起疾救死多取效。"病因学方面，充分肯定了外邪是导致热病发生的重要因素；病机方面强调"气血壅滞""肠胃不洁"是热病发生的内在关键；治疗学方面，张子和创立了汗、吐、下三法的独特运用，系统总结了汗、吐、下三法的运用规律，扩大了三法的治疗范围，并积累了许多宝贵的临床经验，其攻邪理论及攻邪三法的运用为明清以来温病学家提供了宝贵的理论和实践基础；创制方剂方面，结合自身长期的临证经验，古方活用，创制新方，取得了显著的成就。如"三法六门"卷所载的168方中，他所创制的方剂有98首，其中主倡的汗、吐、下三法为28首，主治风、寒、暑、湿、燥、火六门方为30首，其他兼治方、外治方、调治方40首；强调实则应攻，虚则可补；祛邪以安正；养生当用食补，治病则用药攻；药不可久服，中病即止等，这些理论和临床经验具有历史和现实的重大意义。张子和攻邪论的出现，使中医学在处理邪正关系方面，形成了比较完整的理论体系，是对中医学的一种发展。他的攻邪理论，在中国医学史上形成一大重要流派，不仅对纠正当时医学界滥用温补的不良风气有重要作用，而且其学术思想促进了医学的发展，对于丰富和发展中医学理论作出了卓越的贡献，不可不谓为医学史上"一代大家"，至今仍值得我们认真学习与深入研究。

张子和

参考文献

［1］张子和.儒门事亲［M］.邓铁涛，整理.北京：人民卫生出版社，2005.

［2］华佗.中藏经［M］.吴昌国，校.南京：江苏科学技术出版社，1985.

［3］秦越人.难经［M］.北京：科学文献出版社，1996.

［4］王符.潜夫论［M］.开封：河南大学出版社，2008.

［5］巢元方.诸病源候论［M］.沈阳：辽宁科学技术出版社，1997.

［6］孙思邈.千金方［M］.北京：中国中医药出版社，1998.

［7］李昉.太平御览：第四册［M］.北京：中华书局，1960.

［8］赵佶.圣济总录：上册［M］.北京：人民卫生出版社.1962.

［9］范晔.后汉书［M］.王承略，任成良，译.济南：山东画报出版社，
   2013.

［10］成无己.伤寒明理论［M］.上海：上海科学技术出版社，1959.

［11］刘祁.归潜志［M］.北京：中华书局，1983.

［12］姚燧.牧庵集.［M］.上海：商务印书馆，1936.

［13］元好问.遗山先生文集［M］.北京：商务印书馆，1937.

［14］罗天益.卫生宝鉴［M］.北京：人民卫生出版社，1963.

［15］脱脱.金史［M］.长春：吉林人民出版社，1995.

［16］朱震亨.格致余论［M］.施仁潮，整理.北京：人民卫生出版社，2005.

［17］朱震亨.丹溪心法［M］.王英，整理.北京：人民卫生出版社，2005.

［18］傅仁宇.审视瑶函［M］.上海：上海卫生出版社，1958.

［19］杨继洲.针灸大成［M］.北京：人民卫生出版社，1963.

［20］孙一奎.赤水玄珠全集［M］.北京：人民卫生出版社，1986.

［21］王肯堂.灵兰要览［M］.江一平，戴祖铭，点注.南京：江苏科学技
   术出版社，1987.

［22］王祎.青岩丛录［M］.顾炎武，著.范钦，订.北京：中华书局，1991.

［23］吴又可.温疫论［M］.沈阳：辽宁科学技术出版社，1997.

［24］李志庸 . 张景岳医学全书［M］. 北京：中国中医药出版社，1999.

［25］俞根初 . 通俗伤寒论［M］. 上海：上海卫生出版社，1956.

［26］陈梦雷 . 古今图书集成医部全录［M］. 北京：人民卫生出版社，1962.

［27］蒋廷锡 . 古今图书集成［M］. 影印本 . 北京：中华书局，1988.

［28］汪初庵 . 医方集解［M］. 上海：上海科学技术出版社，1991.

［29］费伯雄 . 医醇剩义［M］. 南京：江苏科学技术出版社，1992.

［30］陆以湉 . 冷庐医话考注［M］. 上海：上海中医学院出版社，1993.

［31］何梦瑶 . 医碥［M］. 北京：人民卫生出版社，1994.

［32］王士雄 . 温热经纬［M］. 北京：中国中医药出版社，1996.

［33］吴师机 . 理瀹骈文［M］. 王军，点校 . 北京：人民军医出版社，1999.

［34］圣祖仁皇帝 . 御选金诗［M］. 长春：吉林出版集团，2005.

［35］丹波元胤 . 医籍考［M］. 北京：学苑出版社，2007.

［36］杨璿 . 伤寒温疫条辨［M］. 王致谱，校点 . 福州：福建科学技术出版社，2010.

［37］廖品正 . 中医眼科学［M］. 上海科学技术出版社，1986.

［38］陈梦赉 . 中医历代名医传［M］. 北京：科学普及出版社，1987.

［39］任应秋 . 中医各家学说［M］. 上海：上海科学技术出版社，1988.

［40］任应秋，裘沛然，丁光迪 . 中医各家学说［M］. 上海：上海科学技术出版社，1991.

［41］萧国钢 . 儒门事亲研究［M］. 北京：中医古籍出版社，1998.

［42］裘庆元 . 珍本医书集成：第四册［M］. 北京：中国中医药出版社，1999.

［43］马玉琴 . 二十五史［M］. 延边：延边人民出版社，2001.

［44］杨建宇 . 儒门事亲校注［M］. 香港：天马图书有限公司，2001.

［45］董湘玉，李琳 . 中医心理学基础［M］. 北京：北京科学技术出版社，

2003.

［46］何任.金匮要略［M］.北京：人民卫生出版社，2005.

［47］田代华.黄帝内经素问［M］.北京：人民卫生出版社，2005.

［48］严世芸.中医医家学说及学术思想史［M］.北京：中国中医药出版社，
2005.

［49］王军，曹建春.理瀹骈文［M］.北京：人民军医出版社，2006.

［50］徐江雁.张子和医学全书［M］.北京：中国中医药出版社，2006.

［51］钱超尘，温长路.张子和研究集成［M］.北京：中医古籍出版社，
2006.

［52］董湘玉.中医心理学［M］.北京：人民卫生出版社，2007.

［53］段逸山.诸病源候论通检［M］.上海辞书出版社，2008.

［54］裘沛然，丁光迪.中医各家学说［M］.2版.北京：人民卫生出版社，
2008.

［55］叶天士，沈鲁珍，缪宜亭，等.三家医案合刻·沈氏医案［M］.上
海：上海科学技术出版社，2010.

［56］张正华.张子和故里考［J］.河南中医杂志，1986（4）：24.

［57］邓铁涛，赖畴.张子和医著内容形成及《儒门事亲》版本源流的探讨
［J］.广州中医学院学报，1993，10（4）：227-230.

［58］姜春华.张子和考［J］.上海中医药杂志，1985（2）：17.

［59］焦振廉，赵琳，孙力.《儒门事亲》版本源流述略［J］.陕西中医学
院学报，2008，31（1）：63-65.

［60］赵留记，杨建宇，杨剑民.略论张子和对扁鹊学派的继承［J］.中医
研究，2001，14（2）：22-23.

［61］陆文彬.张戴人学术思想探讨［J］.河南中医，1981（3）：15-17.

［62］刘树农.一正辟三邪［J］.上海中医药杂志，1981（7）：18.

［63］赵红霞，贾海骅，孙谊，等．张子和攻邪学术思想研究［J］．中国医药导报，2009，3（9）：89-90.

［64］赵红霞，汪文来，赵凯维，等．张子和汗法及临床应用探讨［J］．中国医药导刊，2010，12（9）：1472-1473.

［65］赵红霞，汪文来，赵凯维，等．张子和吐法及临床应用探讨［J］．中国医药导刊，2010，12（4）：：636-637.

［66］赵红霞，汪文来，赵凯维，等．张子和下法及临床应用探讨［J］．中国医药导刊，2010，12（10）：1728-1729.

［67］赵红霞，赵凯维，尹俊县．张子和"补法"学术思想探讨［J］．中国医药导刊，2012，14（7）：1222-1223.

［68］龙泽云，陈聪，王米渠．论张子和在九气七情与心理治疗的贡献［J］．现代中西医结合杂志，2006，15（11）：1421-1422，1425.

［69］孙晓嘉．论张子和之七方十剂［J］．内蒙古中医药，2004（4）：31-32.

［70］金·成无己撰．伤寒明理论［M］．上海：上海科学技术出版社 1959.

［71］浅论张从正的刺血学说［J］．浙江中医学院学报，1992，16（5）：42-43.

［72］王文才．张从正儿科学术思想探讨［J］．国医论坛，1989，（2）：23.

［73］于峥，杨威，刘寨华．张从正《儒门事亲》五运六气治法述要［J］．中国中医基础医学杂志，2009，15（12）：891，895.

［74］李萍．《黄帝内经》对张子和学术思想的影响［J］．吉林中医药，2012，32（2）：117-118.

［75］赵厚亮，张继红，杨建宇，等．张子和外治牙病用药方法简介［J］．中国民间疗法，2001，9（7）：54.

［76］史金虎．中医眼科医案发展简史［J］．中国中医眼科杂志，1993，3（2）：106-108.

［77］彭请华.试析张子和论治眼病的特色［J］.甘肃中医学院学报，1988，3：33-35.

［78］成国春，喻松仁.张从正外治汗法案例探析［J］.中医药临床杂志，2011，23（3）：201-202.

［79］许又新.两晋南北朝及隋唐时代我国精神病学简介［J］.中华神经精神科杂志，1965，11（1）：15-17.

［80］孙晓波.陈无择的医学心理学探讨［J］.成都中医学院学报，1984，26（3）：46-38.

［81］马义泽.试论张从正的心理治疗方法［J］.山东中医药大学学报，2003，27（2）：107-108.

［82］杨红亚，李成文.张从正《儒门事亲》中的非药物疗法［J］.河南中医，2004，24（8）：13.

［83］陈明举.五轮八廓学说的沿革和争议［J］.中西医结合眼科，1982，（1）：51.

［84］高春媛.张从正攻邪学说对医学发展的影响［J］.中国医药学报，1998，13（5）：16-18.

［85］丁光迪.《张子和攻击注论》质疑［J］.黑龙江中医药，1984（4）:7-8，23.

［86］吴雪彪.王珪痰证学说探析［J］.河北中医，2009，31（1）：128-129.

［87］孟繁洁，何永生.吕复临证治验析［J］.辽宁中医杂志，1998,25（4）：160-161.

［88］于智敏.王永炎院士治疗中风病经验撷萃［C］.全国第二十次仲景学说学术年会论文集，2012（7）：275-279.

［89］孟繁兴，谢颖桢，任晋婷.王永炎对中风变证的早期发现与治疗［J］.

中国中医基础医学杂志，2011，8（17）：870-871.

［90］岳旭东.张从正攻邪学说对医学发展的影响［J］.山西中医学院学报，2001，2（4）：12-14.

［91］杨继军，董进洲.张从正攻邪思想对针灸医学的影响［J］.河北中医药学报，2003，18（1）：5.

［92］董尚朴，张暖，李会敏.张子和学术传人考［J］.天津中医药，2004，21（4）：296.

［93］张一群.中医大辞典若干历史人物考辨［J］.上海中医药杂志，1995，（10）：42.

［94］王铁策，苏春梅.《儒门事亲》在日本的流传新证［J］.中医文献杂志，2010（1）：8-10.

［95］高春媛.浅说善学从正诸家［J］.国医论坛，1987（1）：45-46.

［96］肖国钢.试论张子和学术思想对其他医学流派的渗透与影响［J］.中医文献杂志，2007，25（1）：26-29.

［97］张俐敏，陈文莉.金元四大家学术思想之间的相互渗透及影响［J］.山西中医学院学报，2004，5（1）：11-12.

汉晋唐医家（6名）

张仲景　王叔和　皇甫谧　杨上善　孙思邈　王　冰

宋金元医家（18名）

钱　乙　成无己　许叔微　刘　昉　刘完素　张元素
陈无择　张子和　李东垣　陈自明　严用和　王好古
杨士瀛　罗天益　王　珪　危亦林　朱丹溪　滑　寿

明代医家（25名）

楼　英　戴思恭　王　履　刘　纯　虞　抟　王　纶
汪　机　马　莳　薛　己　万密斋　周慎斋　李时珍
徐春甫　李　梴　龚廷贤　杨继洲　孙一奎　缪希雍
王肯堂　武之望　吴　崑　陈实功　张景岳　吴有性
李中梓

清代医家（46名）

喻　昌　傅　山　汪　昂　张志聪　张　璐　陈士铎
冯兆张　薛　雪　程国彭　李用粹　叶天士　王维德
王清任　柯　琴　尤在泾　徐灵胎　何梦瑶　吴　澄
黄庭镜　黄元御　顾世澄　高士宗　沈金鳌　赵学敏
黄宫绣　郑梅涧　俞根初　陈修园　高秉钧　吴鞠通
林珮琴　章虚谷　邹　澍　王旭高　费伯雄　吴师机
王孟英　石寿棠　陆懋修　马培之　郑钦安　雷　丰
柳宝诒　张聿青　唐容川　周学海

民国医家（7名）

张锡纯　何廉臣　陈伯坛　丁甘仁　曹颖甫　张山雷
恽铁樵